Beroepspraktijkvorming
Verpleegkundige

Praktijkopdrachten voor kwalificatieniveau 4
Verpleegtechnische handelingen

Kwalificatiedossier 2009-2010

Auteurs

Nicolien van Halem
Henny de Leeuw
Tera Stuut
Johan van 't Wout

# Beroepspraktijkvorming Verpleegkundige

Praktijkopdrachten voor kwalificatieniveau 4

Verpleegtechnische handelingen

Onder redactie van

Nicolien van Halem
Henny de Leeuw
Tera Stuut
Johan van 't Wout

Bohn Stafleu van Loghum
Houten 2009

© 2009 Bohn Stafleu van Loghum, Houten
Alle rechten voorbehouden. Niets uit deze uitgave mag worden verveelvoudigd, opgeslagen in een geautomatiseerd gegevensbestand, of openbaar gemaakt, in enige vorm of op enige wijze, hetzij elektronisch, mechanisch, door fotokopieën, opnamen, of enige andere manier, zonder voorafgaande schriftelijke toestemming van de uitgever.
Voor zover het maken van kopieën uit deze uitgave is toegestaan op grond van artikel 16b Auteurswet 1912 j° het Besluit van 20 juni 1974, Stb. 351, zoals gewijzigd bij Besluit van 23 augustus 1985, Stb. 471 en artikel 17 Auteurswet 1912, dient men de daarvoor wettelijk verschuldigde vergoedingen te voldoen aan de Stichting Reprorecht (Postbus 3051, 2130 KB Hoofddorp). Voor het overnemen van (een) gedeelte(n) uit deze uitgave in bloemlezingen, readers en andere compilatiewerken (artikel 16 Auteurswet 1912) dient men zich tot de uitgever te wenden.

ISBN 978 90 313 6196 0
NUR 897

Omslagontwerp: Studio Imago, Amersfoort
Foto omslag: Hans Oostrum Fotografie, Den Haag
Ontwerp binnenwerk: PrePressMediaPartners, Wolvega
Tekstvervaardiging: PrePressMediaPartners, Wolvega

Website: www.beroepspraktijkvorming.nl

Derde druk, eerste oplage 2009

Bohn Stafleu van Loghum
Het Spoor 2
Postbus 246
3990 GA Houten
www.bsl.nl

Voorwoord

Dit BPV-boek is speciaal ontwikkeld voor de opleiding mbo-verpleegkundige en is gebaseerd op het kwalificatiedossier mbo-verpleegkundige 2009–2010. Het boek betekent een vernieuwing ten opzichte van de vertrouwde serie BPV-boeken. De veranderingen in de beroepspraktijk, de huidige vorm van competentiegericht onderwijs en de nieuwe, landelijke kwalificaties voor de mbo-opleiding maken een andere ordening en invulling van de leerstof noodzakelijk.

Experiment

De uitgever heeft in 2006/2007 op een viertal ROC's geëxperimenteerd met de nieuwe kwalificatie Helpende Zorg en Welzijn. Voor dit BPV-boek werkte de redactie samen met de OVDB, Kenniscentrum voor leren in de praktijk in de sectoren gezondheidszorg, welzijn, sport en dienstverlening (nu Calibris). Dit werkboek met praktijkopdrachten is door studenten van vier ROC's gebruikt. De suggesties voor verbeteringen die de redactie van de gebruikers ontving, zijn verwerkt in de opzet van deze nieuwe serie BPV-boeken.

Veranderingen

Zowel de inhoud van het onderwijs als de wijze waarop het onderwijs is ingericht moet in goed onderling overleg worden geregeld. De opleiding vindt plaats in de driehoek school, praktijk en leerling.
Het beroepsonderwijs is echter sterk in beweging. Het onderwijs wil beter aansluiten op de beroepspraktijk en wil studenten beter voorbereiden op die praktijk. Vernieuwingen in het onderwijs komen met de student de praktijk binnen: de nadruk op competentiegericht opleiden, zelfsturing, nieuwe vormen van leren als leercoaching, studieloopbaanbegeleiding en werken met een portfolio zijn binnen het huidige onderwijs de norm geworden.
Enkele van de belangrijkste veranderingen die in de beroepspraktijk merkbaar zijn:
- De student wordt steeds meer verantwoordelijk voor het eigen leerproces.
- De begeleider wordt coach
- De praktijk krijgt meer verantwoordelijkheid voor het leren in de praktijk.
- Het gaat meer dan voorheen om leren door te doen in echte praktijksituaties.

Flexibel

Al die veranderingen vragen om flexibele leermiddelen die aansluiten bij het competentiegericht opleiden. Dit BPV-boek is flexibel te gebruiken: de opdrachten met de beoordelingscriteria en de competentiescan kunnen naar eigen inzicht, in willekeurige volgorde en naar eigen behoefte worden gebruikt. Het didactische model (praktijkleren in vier stappen) sluit aan bij de huidige ontwikkelingen in het onderwijs en de beroepspraktijk. Op elk moment in de opleiding kan een opdracht geoefend worden, binnen elke vorm van competentiegericht onderwijs. Dit kan zowel in de beroepsopleidende (BOL) als in de beroepsbegeleidende (BBL) leerweg. De opdrachten kunnen gebruikt worden in verschillende vormen van competentiegericht onderwijs, zelfs binnen de school.

Nieuw

Het goede is behouden: het didactisch model (de vier stappen: voorbereiden, uitvoeren, terugkijken en vooruitkijken), de overzichtelijkheid en de heldere opdrachten.
Nieuw in deze lichting BPV-boeken zijn de integratie van de stappenkaart in het didactisch model, de beheersingscriteria en de competentiescan. De stappen zijn opgenomen in het didactisch model en terug te vinden in de opdracht. De aparte stappenkaart en de reflectiekaart zijn daarmee vervallen.
Met de beheersingscriteria per opdracht en de competentiescan aan het einde van het boek hopen we scholen tegemoet te komen in hun wens om over meer instrumenten voor praktijktoetsing te beschikken.
De opdrachten kunnen worden gebruikt bij alle zorgcategorieën en alle zorgsettings en zijn dus niet specifiek toegeschreven naar één specifieke zorgcategorie of zorgsetting.

Competenties

Competenties zijn ontwikkelbare vermogens van mensen om in voorkomende situaties op een juiste, doelbewuste en gemotiveerde wijze proces- en resultaatgericht te handelen.
Competenties verwijzen naar de onderliggende kennis (hoofd), houding (hart) en vaardigheden (handen).
Competenties worden voornamelijk in de beroepspraktijk ontwikkeld en toegepast.
Praktijksituaties zijn uitgangspunt voor de opdrachten. De student voert de opdracht uit in haar eigen werksituatie. De competenties kunnen in alle werkvelden worden gehaald. Per opdracht is in de competentiematrix aangegeven aan welke (beroeps)competenties een student werkt.
In een bijlage is de competentiescan opgenomen die de student kan gebruiken om aan te tonen hoe ver zij* is met het ontwikkelen van de (beroeps)competenties. De resultaten en de voortgang van het leerproces kan de student in een portfolio verzamelen.

Wij hopen dat dit BPV-boek een bruikbaar hulpmiddel is voor de competentiegerichte beroepspraktijkvorming en we stellen het zeer op prijs als u uw ervaringen, opmerkingen of suggesties aan ons doorgeeft.

Houten, juni 2009
De redactie

*Aanwijzing voor de leesbaarheid:
De student wordt met *zij/haar* aangeduid, de begeleider met *hij/hem*. Uiteraard kan dit in de praktijk ook anders zijn.

Inhoud

Voorwoord		5
Toelichting voor de (werk)begeleider		8
Toelichting voor de student		9

ABCD-opdrachten

A	Kennismaken met het werkveld	11
B	Kennismaking en introductie	13
C	Afsluiten van de BPV-periode	16
D	Planningsformulier	19

Opdrachten

1	Een maagsonde verzorgen en sondevoeding toedienen	20
2	Een maagsonde inbrengen	23
3	Een maagspoeling uitvoeren	26
4	Een blaaskatheter verzorgen en blaasspoelen	29
5	Een suprapubische katheter verzorgen en blaasspoelen	32
6	Een blaaskatheter inbrengen	35
7	Een stoma verzorgen	38
8	Een darmspoeling uitvoeren	41
9	Een stoma irrigeren	44
10	Medicijnen toedienen	47
11	Medicijnen vaginaal toedienen en vaginaal irrigeren	50
12	Medicijnen toedienen via de luchtwegen	12
13	Zuurstof toedienen	56
14	Een subcutane injectie toedienen	59
15	Een intramusculaire injectie toedienen, oplossingen en verdunningen maken	62
16	Medicijnen per injectie intraveneus toedienen	65
17	Medicijnen toedienen via een infuussysteem/toedieningssysteem	68
18	Een perifeer infuus inbrengen	71
19	Vloeistoffen toedienen via een perifeer infuus	74
20	Vloeistoffen toedienen via een centraal infuus	77
21	Een infuuspomp en een spuitpomp bedienen	80
22	Een transfusie uitvoeren	83
23	Rode wonden en smetten verzorgen	86
24	Gele wonden verzorgen	89
25	Zwarte wonden verzorgen	92
26	Zwachteltechnieken toepassen	95
27	Wonden met hechtingen verzorgen en hechtingen verwijderen	98
28	Wonden met tampons verzorgen en tampons verwijderen	101
29	Wonddrains verzorgen en wonddrains verwijderen	104
30	Warmte- en koudebehandeling	107
31	Een tracheastoma en tracheacanule verzorgen	110
32	Mond- en keelholte uitzuigen	113
33	Een venapunctie uitvoeren	116
34	Een hielprik uitvoeren	119
35	Steriel(e) en niet-steriel(e) monsters/materiaal verzamelen	122
36	Assisteren bij chirurgische behandelingen	125
37	Assisteren bij intern/neurologisch onderzoek	128
38	Assisteren bij diverse therapieën	131
39	Verlenen van eerste hulp	134

Overzicht verpleegtechnische handelingen	137

Toelichting voor de (werk)begeleider

Begeleiding, algemeen

De begeleider heeft een intensieve taak bij het begeleiden van 'praktijkleren' van een student. Hij zet de student aan tot actief en zelfstandig leren. De begeleider houdt verder rekening met de leerstijl en de werkervaring van de student.
Op elk moment in de opleiding en in elk werkveld kan de student de opdracht (één of meer keren) uitvoeren. Het moment waarop een opdracht wordt uitgevoerd, is afhankelijk van het tempo, het persoonlijk activiteitenplan en de leerroute van de student.
De begeleider begeleidt en bewaakt samen met de student het leerproces. Hij is de coach van de student. Een coach activeert en spoort de student aan en houdt de student als het ware een spiegel voor. Dit betekent dat de student zich steeds meer richt op zelfstandig leren in de beroepspraktijk.
Een student zonder werkervaring in de zorgsector kan zich zo de vereiste beroepscompetenties eigen maken. Een student met werkervaring in de zorgsector kan de beroepscompetenties verder ontwikkelen en verdiepen.

Begeleiding bij het stappenplan

 Stap 1   Wat ga je doen?

De begeleider begeleidt de student zo nodig bij stap 1 en bespreekt de voorbereiding met behulp van de vragen. Hij bespreekt de persoonlijke leerdoelen van de student.

 Stap 2   Voer de opdracht uit

De begeleider let erop dat de student werkt volgens de planning en de afspraken die gemaakt zijn.

 Stap 3   Hoe ging het?

De begeleider kijkt samen met de student terug op hoe de opdracht is gegaan. Dit kan aan de hand van de vragen. Wanneer er een reflectiegesprek plaatsvindt, kan de begeleider afspreken met de student of zij een verslag(je) schrijft.

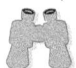 **Stap 4   Hoe nu verder?**

De begeleider bespreekt of de student de opdracht nog eens wil of moet doen.
Aan welke leerdoelen en competenties gaat de student dan werken?

Voorbehouden handelingen

 Bij een opdracht waar dit pictogram geplaatst is, gaat het om een voorbehouden handeling in het kader van de Wet BIG.

Website

Bij de BPV-boeken hoort een website waar de student aanvullende formulieren en extra informatie kan vinden. Ook kunnen studenten hier de leerstijlentest invullen en BPV-ervaringen uitwisselen.
Kijk op www.beroepspraktijkvorming.nl.

Toelichting voor de student

Algemeen

Op elk moment in de opleiding en in elk werkveld kun je de opdracht (één of meer keren) uitvoeren. Het moment waarop je een bepaalde opdracht uitvoert, is afhankelijk van je tempo, je persoonlijk activiteitenplan en je leerroute.

Opbouw van de opdrachten

Titel
Elke opdracht heeft een titel, die aangeeft waar de opdracht over gaat.

Inleiding
De inleiding geeft een beeld van het belang van de opdracht in de beroepspraktijk.

Opdracht
In de opdracht staat wat je gaat doen.
Het model gaat uit van de vier stappen: *voorbereiding, uitvoeren, terugkijken* en *vooruitkijken*.
1 Wat ga je doen?
2 Voer de opdracht uit
3 Hoe ging het?
4 Hoe nu verder?

 Stap 1   Wat ga je doen?

Je bereidt je voor op de opdracht. Je geeft antwoord op de vragen. Soms doe je dit schriftelijk, soms mondeling of op een andere manier. Soms heb je hulp van je begeleider nodig. Je bespreekt de voorbereiding met je begeleider. Je bespreekt je persoonlijke leerdoelen ook met je begeleider.

 Stap 2   Voer de opdracht uit

Bij de uitvoering let je erop dat je werkt volgens de planning en de afspraken die je gemaakt hebt.

 Stap 3   Hoe ging het?

Met je begeleider kijk je terug op hoe de opdracht is gegaan. Je kunt dit doen door de vragen te beantwoorden. Je spreekt af met je begeleider of je een verslag(je) schrijft.

 Stap 4   Hoe nu verder?

Wil of moet je de opdracht nog een keer doen? Aan welke leerdoelen en competenties ga je werken?

Competentiematrix

In de competentiematrix geef je aan hoe je de opdracht hebt gedaan. Wat heb je gedaan? Wat kun je en wat (nog) niet? De formulieren, met handtekening van je begeleider, kun je gebruiken als bewijs voor je portfolio.

Competentiescan

Achterin het boek van verpleegkundige staat een competentiescan. Het is een overzicht/verzamellijst van alle competenties met de erbij behorende beheersingscriteria. Daarnaast kun je de scores aantekenen. Deze competentiescan kun je alleen of samen met je begeleider invullen, als hij met jou na een bepaalde periode terugkijkt op je functioneren. Hoe lang deze periode is, hangt af van de duur van de stage/BPV-periode en je opleiding. Je spreekt samen af wanneer je terug kijkt. De scan vormt een onderdeel voor de voortgangs- en evaluatiegesprekken.

In de loop van je opleiding werk je aan de ontwikkeling van de verschillende competenties. In het schema zie je met welke opdrachten je aan de betreffende competentie werkt. De criteria maken zichtbaar waar je aan moet voldoen om deze competentie te bezitten. Wat beheers je, wat moet je nog ontwikkelen? Deze vragen vormen steeds de basis van je Persoonlijk OntwikkelingsPlan (POP).

Aan het einde van de opleiding heb je alle competenties behaald op het niveau van een beginnende beroepsbeoefenaar.
Het is belangrijk de competentiescan goed bij te houden, omdat deze een bewijs vormt dat je in je portfolio opneemt.
De score wordt als volgt aangegeven:
(–)   Dit onderdeel moet je nog ontwikkelen.
(–/+) Dit onderdeel is in ontwikkeling.
(+)   Dit onderdeel heb je behaald.

Voorbehouden handelingen

 Bij een opdracht waar dit pictogram geplaatst is, gaat het om een voorbehouden handeling in het kader van de Wet BIG.

Website

Bij de BPV-boeken hoort een website waar je aanvullende formulieren en extra informatie vindt.
Ook kun je hier de leerstijlentest invullen en BPV-ervaringen uitwisselen.
Kijk op www.beroepspraktijkvorming.nl.

A Kennismaken met het werkveld

Je gaat:
- kennismaken met:
  - je collega's;
  - de zorgvrager(s) die je gaat verplegen;
  - de kenmerken en de problematiek van de zorgvragers in het nieuwe werkveld;
- informatie verzamelen over de visie van de organisatie waar je werkt/stage loopt;
- in je werk deze visie toepassen.

Inleiding

Je staat nu aan het begin van de BPV-periode in één van de volgende werkvelden:
- ziekenhuis;
- verpleeghuis;
- verzorgingshuis;
- thuiszorg;
- geestelijke gezondheidszorg (GGZ);
- gehandicaptenzorg.

Een spannend moment. Is dit een werkveld dat je ligt? Is het een goede keuze (als het een keuze is)? Beantwoordt het aan je verwachtingen?
Allereerst de kennismaking. Je ontmoet veel verschillende mensen. De mensen met wie je gaat werken zijn de mensen van je team, je directe collega's en je begeleider. Je maakt kennis met de zorgvrager(s). Dat kunnen, afhankelijk van het werkveld, zorgvragers van alle leeftijden zijn: van baby's en kinderen tot volwassenen en ouderen. Ook oriënteer je je op de organisatie, de manier van werken van de afdeling of de leef-/woonomgeving van de zorgvrager(s). Je doet waarschijnlijk heel veel nieuwe ervaringen en indrukken op.

Opdracht

- Stel je voor aan je collega's en de mensen waarmee je direct te maken krijgt.
- Vraag wie jou tijdens de introductie gaat begeleiden.
- Zorg dat je informatie krijgt over het werkveld en, meer specifiek, over de afdeling of de leef-/woonomgeving van de zorgvrager(s).
- Vraag informatie over de organisatie waar je de komende tijd werkt of stage loopt en verdiep je in deze informatie. Wat is de visie van de organisatie?
- Maak kennis met de zorgvrager(s).
- Bespreek met je begeleider de onderstaande punten:
  - Welk beeld heb je van deze categorie zorgvragers en van het werkveld?
  - Welke ervaring heb je al opgedaan met deze zorgcategorie en het werkveld?
  - Welke belemmeringen, uitdagingen en kansen zie je voor jezelf in de komende BPV-periode?

Stappenplan

 1 Wat ga je doen?

Bereid de opdracht voor.
- Is de opdracht duidelijk?
- Welke kennis heb je nodig?
- Welke richtlijnen en protocollen ga je gebruiken?
- Wat zijn je persoonlijke leerdoelen?

_____
_____
_____
_____

Praktijkopdrachten voor kwalificatieniveau 4

2 Voer de opdracht uit.

3 Hoe ging het?

Kijk terug naar hoe je de opdracht hebt gedaan. Reflectievragen die je kunt stellen gaan over *jezelf* en *de ander* (de zorgvrager, naasten/mantelzorger, je collega enzovoort).
- Wat wilde je bereiken? Wat wilde de ander bereiken?
- Wat voelde je? Wat voelde de ander?
- Wat dacht je? Wat dacht de ander?
- Wat deed je? Wat deed de ander?

Hoe rond je de opdracht af? Heb je een gesprek met je begeleider en/of maak je een verslagje?

Opmerkingen van de deelnemer:

_____
_____
_____
_____
_____

Opmerkingen van de begeleider:

_____
_____
_____
_____
_____

4 Hoe nu verder?

- Moet of wil je deze opdracht nu nog een keer doen?
- Aan welke onderdelen moet je nog werken?
- Als je in een ander werkveld gaat werken of stagelopen doe je deze opdracht dan opnieuw?

Werkveld	Ziekenhuiszorg	Verpleeg- en verzorgingshuis	Thuiszorg	Geestelijke gezondheidszorg	Gehandicaptenzorg
Opdracht behaald	Ja / nee / nvt	Ja / nee / nvt	Ja / nee / nvt	Ja / nee / nvt	Ja / nee / nvt
Datum en paraaf begeleider					

B Kennismaking en introductie

Je gaat
- kennismaken met je begeleider;
- de afspraken en regels van de instelling bespreken;
- het nood- of calamiteitenplan bespreken;
- je werkomgeving verkennen;
- met je begeleider de opdrachten bespreken en plannen;
- in overleg met je begeleider reflectiegesprekken en evaluaties plannen;
- met je begeleider afspraken maken over je leerproces in het kader van je POP, PAP en/of het werken aan leerlijnen.

Inleiding

Je staat nu aan het begin van je BPV-periode. De eerste tijd zul je veel indrukken opdoen en al snel zul je heel gericht dingen gaan leren. Je gaat werken aan de opdrachten die nodig zijn om je leerdoelen en competenties te halen. Ook heb je een werkbegeleider toegewezen gekregen die je tijdens deze BPV-periode zal begeleiden.

POP en PAP en werken met leerlijnen
Met behulp van dit BPV-boek met opdrachten doorloop je je Persoonlijk OntwikkelPlan (POP). In dit plan heb je aangegeven wat je wilt leren in de komende periode. Ook vragen als waarom, hoe, met wie en wanneer komen daarin aan bod. Afhankelijk van jouw leerdoelen en de opdrachten die nodig zijn om aan je competenties te werken, maak je een Persoonlijk ActiviteitenPlan (PAP), waarbij je afspraken over leerdoelen, opdrachten en verdere activiteiten vastlegt. Deze BPV-opdrachten zijn ook zinvol als je werkt met leerlijnen.
De vaardigheden-leerlijn komt aan bod als je in de opdrachten vaardigheden oefent (bijvoorbeeld bij persoonlijke zorg).
De theoretische of kennisleerlijn heb je nodig als voorbereiding op een opdracht of achteraf, om je ervaring te vergelijken met de theorie.
Je werkt aan *de integrale leerlijn* als je je hoofd, hart en handen gebruikt in de verschillende opdrachten, kortom als je werkt aan het geheel.
De reflectie-leerlijn gebruik je als je terugkijkt op de opdrachten, deze bespreekt met je begeleider en je collega's en vervolgens vooruitblikt naar je handelen bij nieuwe opdrachten.

Opdracht

Bij de kennismaking en de introductie ontmoet je de collega die jou zal begeleiden. Dit kan een collega, een werkbegeleider of praktijkbegeleider zijn.

Kennismaking

- Maak kennis met je begeleider.
- Maak afspraken over:
  - werktijden;
  - rooster;
  - ziekteverzuim en ander verzuim;
  - organisatie- of afdelingsregels;
  - kledingvoorschriften of voorschriften over je uiterlijk;
  - de mogelijkheid van een stagevergoeding;
  - bereikbaarheid van jou en je begeleider;
  - enzovoort.
- Neem deel aan een rondleiding door het gebouw, de afdeling of het terrein.
- Stel je op de hoogte van een nood- of calamiteitenplan of spreek af wanneer je dat gaat doen.
- Leg de afspraken vast.

Introductie

- Neem deel aan een introductiegesprek aan de hand van de volgende vragen:
  - Wat verwacht je van je werkbegeleider en wat verwacht je begeleider van jou? Denk bijvoorbeeld aan het nemen van initiatief, zelfstandig werken, verantwoordelijkheid en het bewaken van je eigen grenzen.
  - Welke opdrachten moet je in deze BPV-periode (nogmaals) doen? Je kunt gebruikmaken van planningsformulier D.
  - Hoe wil je daaraan werken?
  - Welke competenties en/of eigen leerdoelen heb je meegenomen uit de afgelopen school- of BPV-periode.
  - Hoe wil je daaraan werken?
- Maak hierover afspraken met je begeleider.
- Plan in overleg met je begeleider de reflectiegesprekken en evaluaties. Je kunt gebruikmaken van planningsformulier D.
- Leg de afspraken vast.

Stappenplan

 1 Wat ga je doen?

Bereid de opdracht voor.
- Is de opdracht duidelijk?
- Welke kennis heb je nodig?
- Welke richtlijnen en protocollen ga je gebruiken?
- Wat zijn je persoonlijke leerdoelen?

_____
_____
_____
_____
_____

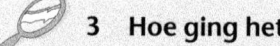

2 Voer de opdracht uit.

3 Hoe ging het?

Kijk terug naar hoe je de opdracht hebt gedaan. Reflectievragen die je kunt stellen gaan over *jezelf* en *de ander* (de zorgvrager, naasten/mantelzorger, je collega enzovoort).
- Wat wilde je bereiken? Wat wilde de ander bereiken?
- Wat voelde je? Wat voelde de ander?
- Wat dacht je? Wat dacht de ander?
- Wat deed je? Wat deed de ander?

Hoe rond je de opdracht af? Heb je een gesprek met je begeleider en/of maak je een verslagje?

Opmerkingen van de deelnemer:

_____
_____
_____
_____
_____

Praktijkopdrachten voor kwalificatieniveau 4

Opmerkingen van de begeleider:

___

4 Hoe nu verder?

- Moet of wil je deze opdracht nu nog een keer doen?
- Aan welke onderdelen moet je nog werken?
- Als je in een ander werkveld gaat werken of stagelopen doe je deze opdracht dan opnieuw?

Werkveld	Ziekenhuiszorg	Verpleeg- en verzorgingshuis	Thuiszorg	Geestelijke gezondheidszorg	Gehandicaptenzorg
Opdracht behaald	Ja / nee / nvt	Ja / nee / nvt	Ja / nee / nvt	Ja / nee / nvt	Ja / nee / nvt
Datum en paraaf begeleider					

C Afsluiten van de BPV-periode

Je gaat:
- met je begeleider de BPV-periode evalueren;
- de verslagen en afspraken maken die voor je POP, PAP of het werken aan leerlijnen nodig zijn;
- je richten op een volgende BPV-periode, een volgend leerjaar of een baan als beginnend beroepsbeoefenaar.

Inleiding

Deze BPV-periode zit er bijna op. Tussen de eerste dag en nu is er waarschijnlijk veel gebeurd. Als je erbij stilstaat is dat misschien méér dan je op het eerste gezicht zou denken. Je zult dingen geleerd hebben omdat je daar bewust mee bezig bent geweest. Maar ook zul je onbewust dingen hebben geleerd. Misschien heb je gemerkt dat je iets al heel goed kon wat je nog niet van jezelf wist, of dat je iets juist niet kon, waardoor je er een leerdoel van kon maken.
Het is tijd om terug te kijken.

Ook in het vervolg, in een nieuwe BPV-periode of in je werk als gediplomeerd verpleegkundige, blijf je werken aan je competenties. In de meeste beroepen, maar zeker in een beroep als dit, waarin je met mensen werkt, ben je nooit uitgeleerd. Dit wordt wel *een-leven-lang-leren* genoemd.

Opdracht

Als je aan het einde van de BPV-periode bent, kijk je in deze opdracht terug op deze periode.
Als je ook aan het einde van een leerjaar bent, kijk je in deze opdracht terug op deze BPV-periode en op het totale leerjaar.
Als je aan het einde van je opleiding bent, kijk je in deze opdracht terug op deze BPV-periode en op je totale praktijkleerperiode.

Schrijf een eindevaluatie waarin je je ervaringen van deze BPV-periode beschrijft (en indien van toepassing het leerjaar of de totale opleidingsperiode).
Verwerk hierin de volgende punten:
- Wat is je eerste indruk van deze BPV-periode?
- Wat is daaraan veranderd en wat is hetzelfde gebleven?
- Met welke belemmeringen, uitdagingen en kansen heb je te maken gehad?
- Hoe ben je daarmee omgegaan?
- Wat waren de leerdoelen en competenties waar je aan wilde werken in het begin van deze BPV-periode: wat heb je ermee gedaan en wat heeft het je opgeleverd?
- Hoe heb je aan de opdrachten gewerkt?
- Van wie heb je veel geleerd en waarom juist van die persoon of personen?
- Welke leerdoelen, competenties of aandachtpunten neem je mee naar een volgende BPV-periode, leerjaar of naar je baan als beginnend beroepsbeoefenaar?
- Hoe heb je de begeleiding ervaren?
- Als je aan het einde van je opleiding bent: hoe ga je verder met je ontwikkeling/*een-leven-lang-leren*: op welke manier wil jij verder leren in je beroep?

Indien van toepassing: vul dit verslag aan met een terugblik over het afgelopen leerjaar of de gehele opleidingsperiode.

Stappenplan

 1 Wat ga je doen?

Bereid de opdracht voor.
- Is de opdracht duidelijk?
- Welke kennis heb je nodig?
- Welke richtlijnen en protocollen ga je gebruiken?
- Wat zijn je persoonlijke leerdoelen?

_____
_____
_____
_____
_____

2 Voer de opdracht uit.

3 Hoe ging het?

Kijk terug naar hoe je de opdracht hebt gedaan. Reflectievragen die je kunt stellen gaan over *jezelf* en *de ander* (de zorgvrager, naasten/mantelzorger, je collega enzovoort):
- Wat wilde je bereiken? Wat wilde de ander bereiken?
- Wat voelde je? Wat voelde de ander?
- Wat dacht je? Wat dacht de ander?
- Wat deed je? Wat deed de ander?

Hoe rond je de opdracht af? Houd je een gesprek met je begeleider en/of maak je een verslagje?

Opmerkingen van de deelnemer:

_____
_____
_____
_____
_____

Opmerkingen van de begeleider:

_____
_____
_____
_____
_____

4 Hoe nu verder?

- Moet of wil je deze opdracht nog een keer doen?
- Aan welke onderdelen moet je nog werken?
- Als je in een ander werkveld gaat werken of stagelopen doe je deze opdracht opnieuw.

Werkveld	Ziekenhuiszorg	Verpleeg- en verzorgingshuis	Thuiszorg	Geestelijke gezondheidszorg	Gehandicaptenzorg
Opdracht behaald	Ja / nee / nvt	Ja / nee / nvt	Ja / nee / nvt	Ja / nee / nvt	Ja / nee / nvt
Datum en paraaf begeleider					

D Planningsformulier

Naam: _____

Activiteit Opdracht Gesprek	Week/periode	Begeleiding	Bijzonderheden

Praktijkopdrachten voor kwalificatieniveau 4

Een maagsonde verzorgen en sondevoeding toedienen

Inleiding

Sondevoeding krijgen kan in een aantal gevallen, waarin normaal eten niet mogelijk of er onvoldoende inname is, een uitkomst zijn. Denk bijvoorbeeld aan zorgvragers met ernstige darmaandoeningen of zorgvragers die ondervoed zijn. Het hebben van een maagsonde en het krijgen van sondevoeding wordt door zorgvragers meestal als belastend ervaren. De vaste etenstijden verdwijnen en het elkaar ontmoeten tijdens de maaltijden kan als moeilijk ervaren worden. In het contact met de zorgvrager is het daarom erg belangrijk om rekening te houden met de manier waarop hij de sondevoeding beleeft.

Opdracht

- Verzorg een zorgvrager die sondevoeding krijgt toegediend gedurende drie dagen.
- Geef de zorgvrager de voorlichting over de handelingen en begeleid de zorgvrager tijdens het verzorgen van de maagsonde en het geven van de sondevoeding.
- Geef de zorgvrager sondevoeding. Dien de sondevoeding toe door middel van een voedingspomp of via de bolusmethode.
- Verzorg de maagsonde van de zorgvrager nadat je de sondevoeding hebt gegeven.
- Registreer en rapporteer de gegevens over het toedienen van sondevoeding volgens de geldende regels en richtlijnen.

 1 Wat ga je doen?

Bereid de opdracht voor.
- Is de opdracht duidelijk?
- Welke kennis heb je nodig?
- Welke richtlijnen en protocollen ga je gebruiken?
- Wat zijn je persoonlijke leerdoelen?

_____
_____
_____
_____
_____

 2 Voer de opdracht uit

Houd tijdens de uitvoering rekening met:
- het stimuleren van de zelfredzaamheid van de zorgvrager;
- de privacy en veiligheid van de zorgvrager;
- de observaties van de gezondheidstoestand;
- de emoties en gevoelens van de zorgvrager.

 3 Hoe ging het?

Kijk terug naar hoe je de opdracht hebt gedaan. Reflectievragen die je kunt stellen gaan over *jezelf* en *de ander* (de zorgvrager, naasten/mantelzorger, je collega enzovoort).
- Wat wilde je bereiken? Wat wilde de ander bereiken?
- Wat voelde je? Wat voelde de ander?
- Wat dacht je? Wat dacht de ander?
- Wat deed je? Wat deed de ander?

Hoe rond je de opdracht af? Voer je een gesprek met je begeleider en/of maak je een verslagje?

Opmerkingen van de deelnemer:

_____
_____
_____
_____
_____
_____

Opmerkingen van de begeleider:

_____
_____
_____
_____
_____
_____

4 Hoe nu verder?

Gebruik de competentiematrix bij deze opdracht om vast te stellen hoever je bent.
– Wil of moet je deze opdracht nog een keer doen?
– Aan welke onderdelen moet je nog werken?

_____
_____
_____
_____
_____
_____

Competentiematrix

Opdracht 1: Een maagsonde verzorgen en sondevoeding toedienen
Kerntaak 1: Bieden van verpleegkundige zorg en ondersteuning op basis van het verpleegplan
Resultaat: Het verzorgen van een maagsonde en het toedienen van sondevoeding is op een professionele manier, volgens de wet- en regelgeving uitgevoerd. Bij het verzorgen van de maagsonde en het toedienen van sondevoeding is rekening gehouden met de situatie en omstandigheden van de zorgvrager.

Competentie	Omschrijving	Criteria	Aan gewerkt	Behaald
A	Beslissen en activiteiten initiëren	Je neemt op tijd de nodige beslissingen.		
		Je neemt verantwoordelijkheid voor je beslissingen.		
		Je toont zelfvertrouwen in je beslissingen.		
		Je neemt initiatief binnen de wettelijke bevoegdheden.		
J	Formuleren en rapporteren	Je registreert nauwkeurig en volledig je handelingen.		
K	Vakdeskundigheid toepassen	Je kunt snel en precies handelen.		
		Je kunt je snel een beeld vormen van de toestand van de zorgvrager.		
L	Materialen en middelen inzetten	Je kiest de juiste materialen en hulpmiddelen.		
		Je gebruikt de juiste materialen en hulpmiddelen.		
		Je gebruikt de materialen en hulpmiddelen effectief, vindingrijk, efficiënt en zorgvuldig.		
T	Instructies en procedures opvolgen	Je werkt volgens de veiligheidsvoorschriften, protocollen en richtlijnen.		
		Je controleert de handelingen.		
		Je werkt veilig met materialen en apparatuur.		
		Je werkt binnen wettelijke richtlijnen.		

Werkveld	Ziekenhuiszorg	Verpleeg- en verzorgingshuis	Thuiszorg	Geestelijke gezondheidszorg	Gehandicaptenzorg
Opdracht behaald	Ja / nee / nvt	Ja / nee / nvt	Ja / nee / nvt	Ja / nee / nvt	Ja / nee / nvt
Datum en paraaf begeleider					

Praktijkopdrachten voor kwalificatieniveau 4

Een maagsonde inbrengen

Inleiding

 Soms kan een zorgvrager niet gewoon eten en wordt in overleg met de arts besloten tot het geven van sondevoeding. Het inbrengen van de sonde is een belastende handeling. Daarnaast is het ook nog eens vervelend dat de vaste etenstijden verdwijnen. Het is belangrijk dat je daar als verpleegkundige aandacht voor hebt.

Het inbrengen van de sonde is een voorbehouden handeling volgens de Wet BIG. Deze wet stelt eisen waaraan je als verpleegkundige moet voldoen.

Opdracht

- Geef de zorgvrager informatie over de handeling en begeleid de zorgvrager voor, tijdens en na het inbrengen van de maagsonde.
- Breng bij de zorgvrager een maagsonde in volgens het protocol.
- Draag je verantwoordelijkheid voor je eigen taken en bewaak hierbij je grenzen. Wees zorgvuldig en controleer je eigen handelen.
- Registreer en rapporteer de gegevens over het inbrengen van een maagsonde bij de zorgvrager volgens de geldende regels en richtlijnen.

1 Wat ga je doen?

Bereid de opdracht voor.
- Is de opdracht duidelijk?
- Welke kennis heb je nodig?
- Welke richtlijnen en protocollen ga je gebruiken?
- Wat zijn je persoonlijke leerdoelen?

_____
_____
_____
_____
_____

2 Voer de opdracht uit

Houd tijdens de uitvoering rekening met:
- het stimuleren van de zelfredzaamheid van de zorgvrager;
- de privacy en veiligheid van de zorgvrager;
- de observaties van de gezondheidstoestand;
- de emoties en gevoelens van de zorgvrager.

3 Hoe ging het?

Kijk terug naar hoe je de opdracht hebt gedaan. Reflectievragen die je kunt stellen gaan over *jezelf* en *de ander* (de zorgvrager, naasten/mantelzorger, je collega enzovoort).
- Wat wilde je bereiken? Wat wilde de ander bereiken?
- Wat voelde je? Wat voelde de ander?
- Wat dacht je? Wat dacht de ander?
- Wat deed je? Wat deed de ander?

Hoe rond je de opdracht af? Voer je een gesprek met je begeleider en/of maak je een verslagje?

Opmerkingen van de deelnemer:

_____
_____
_____
_____
_____

Opmerkingen van de begeleider:

_____
_____
_____
_____
_____

4 Hoe nu verder?

Gebruik de competentiematrix bij deze opdracht om vast te stellen hoever je bent.
– Wil of moet je deze opdracht nog een keer doen?
– Aan welke onderdelen moet je nog werken?

_____
_____
_____
_____
_____

Praktijkopdrachten voor kwalificatieniveau 4

Competentiematrix

Opdracht 2: Een maagsonde inbrengen
Kerntaak 1: Bieden van verpleegkundige zorg en ondersteuning op basis van het verpleegplan
Resultaat: Het inbrengen van een maagsonde is op een professionele manier, volgens de wet- en regelgeving uitgevoerd.
Bij het inbrengen van de maagsonde is rekening gehouden met de situatie en omstandigheden van de zorgvrager.

Competentie	Omschrijving	Criteria	Aan gewerkt	Behaald
A	Beslissen en activiteiten initiëren	Je neemt op tijd de nodige beslissingen.		
		Je neemt verantwoordelijkheid voor je beslissingen.		
		Je toont zelfvertrouwen in je beslissingen.		
		Je neemt initiatief binnen de wettelijke bevoegdheden.		
J	Formuleren en rapporteren	Je registreert nauwkeurig en volledig je handelingen.		
K	Vakdeskundigheid toepassen	Je kunt snel en precies handelen.		
		Je kunt je snel en precies een beeld vormen van de toestand van de zorgvrager.		
L	Materialen en middelen inzetten	Je kiest de juiste materialen en hulpmiddelen.		
		Je gebruikt de juiste materialen en hulpmiddelen.		
		Je gebruikt de materialen en hulpmiddelen effectief, vindingrijk, efficiënt en zorgvuldig.		
T	Instructies en procedures opvolgen	Je werkt volgens de veiligheidsvoorschriften, protocollen en richtlijnen.		
		Je controleert de handelingen.		
		Je werkt veilig met materialen en apparatuur.		
		Je werkt binnen wettelijke richtlijnen.		

Werkveld	Ziekenhuiszorg	Verpleeg- en verzorgingshuis	Thuiszorg	Geestelijke gezondheidszorg	Gehandicaptenzorg
Opdracht behaald	Ja / nee / nvt	Ja / nee / nvt	Ja / nee / nvt	Ja / nee / nvt	Ja / nee / nvt
Datum en paraaf begeleider					

Praktijkopdrachten voor kwalificatieniveau 4

Een maagspoeling uitvoeren

Inleiding

Voor vrijwel alle zorgvragers is het spoelen van organen een belastende gebeurtenis. Het ondersteunen en informeren van de zorgvrager zijn essentiële taken voor jou als verpleegkundige.
Spoelen van de maag kan bijvoorbeeld nodig zijn omdat de zorgvrager een te hoge dosis medicijnen heeft ingenomen. Je zult dan snel moeten handelen.
Het mag duidelijk zijn dat er bij deze handeling een groot beroep wordt gedaan op het begrip en de deskundigheid van alle zorgverleners in het algemeen en van jou als verpleegkundige in het bijzonder.

Opdracht

- Geef de zorgvrager gerichte informatie over de behandeling en ondersteun de zorgvrager voor, tijdens en na het spoelen van de maag.
- Spoel de maag van de zorgvrager. Werk hierbij volgens voorschriften en protocollen.
- Draag je verantwoordelijkheid voor je eigen taken en bewaak hierbij je grenzen. Wees zorgvuldig en controleer je eigen handelen.
- Registreer en rapporteer de gegevens over het spoelen van de maag bij de zorgvrager volgens de geldende regels en richtlijnen.

 1 Wat ga je doen?

Bereid de opdracht voor.
- Is de opdracht duidelijk?
- Welke kennis heb je nodig?
- Welke richtlijnen en protocollen ga je gebruiken?
- Wat zijn je persoonlijke leerdoelen?

_____
_____
_____
_____
_____

 2 Voer de opdracht uit

Houd tijdens de uitvoering rekening met:
- het stimuleren van de zelfredzaamheid van de zorgvrager;
- de privacy en veiligheid van de zorgvrager;
- de observaties van de gezondheidstoestand;
- de emoties en gevoelens van de zorgvrager.

 3 Hoe ging het?

Kijk terug naar hoe je de opdracht hebt gedaan. Reflectievragen die je kunt stellen gaan over *jezelf* en *de ander* (de zorgvrager, naasten/mantelzorger, je collega enzovoort).
- Wat wilde je bereiken? Wat wilde de ander bereiken?
- Wat voelde je? Wat voelde de ander?
- Wat dacht je? Wat dacht de ander?
- Wat deed je? Wat deed de ander?

Hoe rond je de opdracht af? Voer je een gesprek met je begeleider en/of maak je een verslagje?

Opmerkingen van de deelnemer:

_____
_____
_____
_____
_____
_____

Opmerkingen van de begeleider:

_____
_____
_____
_____
_____

4 Hoe nu verder?

Gebruik de competentiematrix bij deze opdracht om vast te stellen hoever je bent.
– Wil of moet je deze opdracht nog een keer doen?
– Aan welke onderdelen moet je nog werken?

_____
_____
_____
_____
_____

Competentiematrix

Opdracht 3: Een maagspoeling uitvoeren
Kerntaak 1: Bieden van verpleegkundige zorg en ondersteuning op basis van het verpleegplan
Resultaat: De maagspoeling is op een professionele manier, volgens de wet- en regelgeving uitgevoerd. Bij het uitvoeren van de maagspoeling is rekening gehouden met de situatie en omstandigheden van de zorgvrager.

Compe-tentie	Omschrijving	Criteria	Aan gewerkt	Behaald
A	Beslissen en activiteiten initiëren	Je neemt op tijd de nodige beslissingen.		
		Je neemt verantwoordelijkheid voor je beslissingen.		
		Je toont zelfvertrouwen in je beslissingen.		
		Je neemt initiatief binnen de wettelijke bevoegdheden.		
J	Formuleren en rapporteren	Je registreert nauwkeurig en volledig je handelingen.		
K	Vakdeskundigheid toepassen	Je kunt snel en precies handelen.		
		Je kunt je snel en precies een beeld vormen van de toestand van de zorgvrager.		
L	Materialen en middelen inzetten	Je kiest de juiste materialen en middelen.		
		Je gebruikt de juiste materialen en hulpmiddelen.		
		Je gebruikt de materialen en hulpmiddelen effectief, vindingrijk, efficiënt en zorgvuldig.		
T	Instructies en procedures opvolgen	Je werkt volgens de veiligheidsvoorschriften, protocollen en richtlijnen.		
		Je controleert de handelingen.		
		Je werkt veilig met materialen en apparatuur.		
		Je werkt binnen wettelijke richtlijnen.		

Werkveld	Ziekenhuiszorg	Verpleeg- en verzorgingshuis	Thuiszorg	Geestelijke gezondheidszorg	Gehandicapten-zorg
Opdracht behaald	Ja / nee / nvt	Ja / nee / nvt	Ja / nee / nvt	Ja / nee / nvt	Ja / nee / nvt
Datum en paraaf begeleider					

Praktijkopdrachten voor kwalificatieniveau 4

4 Een blaaskatheter verzorgen en blaasspoelen

Inleiding

Zorgvragers kunnen om verschillende redenen een blaaskatheter of een blaasspoeling nodig hebben. Meestal zijn zij niet in staat om zelf de katheter te verzorgen. De verzorging van een blaaskatheter vraagt tijdens de dagelijkse hygiëne en de 'toiletgang' extra aandacht.
Het kan noodzakelijk zijn om de blaas te spoelen. Dit gebeurt in opdracht van de arts. De zorgvrager zal behoefte hebben aan goede informatie; dat geeft duidelijkheid over wat er gaat gebeuren. Het is van belang om aan te sluiten bij de belevingswereld en ervaring van de zorgvrager.

Opdracht

- Verzorg gedurende twee dagen een zorgvrager met een blaaskatheter.
- Informeer de zorgvrager over de zorg voor een blaaskatheter en over het uitvoeren van een blaasspoeling.
- Voer een blaasspoeling uit bij een zorgvrager met een blaaskatheter.
- Draag je verantwoordelijkheid voor je eigen taken en bewaak hierbij je grenzen. Wees zorgvuldig en controleer je eigen handelen.
- Registreer en rapporteer de gegevens volgens de geldende regels en richtlijnen.

1 Wat ga je doen?

Bereid de opdracht voor.
- Is de opdracht duidelijk?
- Welke kennis heb je nodig?
- Welke richtlijnen en protocollen ga je gebruiken?
- Wat zijn je persoonlijke leerdoelen?

_____
_____
_____
_____
_____

2 Voer de opdracht uit

Houd tijdens de uitvoering rekening met:
- het stimuleren van de zelfredzaamheid van de zorgvrager;
- de privacy en veiligheid van de zorgvrager;
- de observaties van de gezondheidstoestand;
- de emoties en gevoelens van de zorgvrager.

3 Hoe ging het?

Kijk terug naar hoe je de opdracht hebt gedaan. Reflectievragen die je kunt stellen gaan over *jezelf* en *de ander* (de zorgvrager, naasten/mantelzorger, je collega enzovoort).
- Wat wilde je bereiken? Wat wilde de ander bereiken?
- Wat voelde je? Wat voelde de ander?
- Wat dacht je? Wat dacht de ander?
- Wat deed je? Wat deed de ander?

Hoe rond je de opdracht af? Voer je een gesprek met je begeleider en/of maak je een verslagje?

Opmerkingen van de deelnemer:

_____
_____
_____
_____
_____

Opmerkingen van de begeleider:

_____
_____
_____
_____
_____
_____

4 Hoe nu verder?

Gebruik de competentiematrix bij deze opdracht om vast te stellen hoever je bent.
– Wil of moet je deze opdracht nog een keer doen?
– Aan welke onderdelen moet je nog werken?

_____
_____
_____
_____
_____

Competentiematrix

Opdracht 4: Een blaaskatheter verzorgen en blaasspoelen
Kerntaak 1: Bieden van verpleegkundige zorg en ondersteuning op basis van het verpleegplan
Resultaat: Het verzorgen van een blaaskatheter en het blaasspoelen zijn op een professionele manier, volgens de wet- en regelgeving uitgevoerd. Bij het verzorgen van de blaaskatheter en het spoelen van de blaas is rekening gehouden met de situatie en omstandigheden van de zorgvrager.

Compe-tentie	Omschrijving	Criteria	Aan gewerkt	Behaald
A	Beslissen en activiteiten initiëren	Je neemt op tijd de nodige beslissingen.		
		Je neemt verantwoordelijkheid voor je beslissingen.		
		Je toont zelfvertrouwen in je beslissingen.		
		Je neemt initiatief binnen de wettelijke bevoegdheden.		
J	Formuleren en rapporteren	Je registreert nauwkeurig en volledig je handelingen.		
K	Vakdeskundigheid toepassen	Je kunt snel en precies handelen.		
		Je kunt je snel en precies een beeld vormen van de toestand van de zorgvrager.		
L	Materialen en middelen inzetten	Je kiest de juiste materialen en middelen.		
		Je gebruikt de juiste materialen en hulpmiddelen.		
		Je gebruikt de materialen en hulpmiddelen effectief, vindingrijk, efficiënt en zorgvuldig.		
T	Instructies en procedures opvolgen	Je werkt volgens de veiligheidsvoorschriften, protocollen en richtlijnen.		
		Je controleert de handelingen.		
		Je werkt veilig met materialen en apparatuur.		
		Je werkt binnen wettelijke richtlijnen.		

Werkveld	Ziekenhuiszorg	Verpleeg- en verzorgingshuis	Thuiszorg	Geestelijke gezondheidszorg	Gehandicaptenzorg
Opdracht behaald	Ja / nee / nvt	Ja / nee / nvt	Ja / nee / nvt	Ja / nee / nvt	Ja / nee / nvt
Datum en paraaf begeleider					

Praktijkopdrachten voor kwalificatieniveau 4

5 Een suprapubische katheter verzorgen en blaasspoelen

Inleiding

Een blaaskatheter kan op verschillende manieren worden ingebracht. Soms is het nodig dat de katheter suprapubisch (boven het schaambeen, via de buikwand in de blaas) geplaatst wordt. De zorgvrager zal een suprapubische katheter als ingrijpend ervaren. Extra aandacht voor de beleving van de zorgvrager en het beantwoorden van vragen over de katheter zijn daarom op zijn plaats.
Een suprapubische katheter vraagt een andere verzorging en extra hygiëne in vergelijking met een gewone blaaskatheter. Ook via een suprapubische katheter kan een blaasspoeling uitgevoerd worden.

Opdracht

- Verzorg de suprapubische katheter van de zorgvrager.
- Voer een blaasspoeling uit bij een zorgvrager met een suprapubische katheter.
- Maak gebruik van de juiste materialen en hulpmiddelen.
- Draag je verantwoordelijkheid voor je eigen taken en bewaak hierbij je grenzen. Wees zorgvuldig en controleer je eigen handelen.
- Registreer en rapporteer de gegevens volgens de geldende regels en richtlijnen.

1 Wat ga je doen?

Bereid de opdracht voor.
- Is de opdracht duidelijk?
- Welke kennis heb je nodig?
- Welke richtlijnen en protocollen ga je gebruiken?
- Wat zijn je persoonlijke leerdoelen?

_____
_____
_____
_____
_____

2 Voer de opdracht uit

Houd tijdens de uitvoering rekening met:
- het stimuleren van de zelfredzaamheid van de zorgvrager;
- de privacy en veiligheid van de zorgvrager;
- de observaties van de gezondheidstoestand;
- de emoties en gevoelens van de zorgvrager.

3 Hoe ging het?

Kijk terug naar hoe je de opdracht hebt gedaan. Reflectievragen die je kunt stellen gaan over *jezelf* en *de ander* (de zorgvrager, naasten/mantelzorger, je collega enzovoort).
- Wat wilde je bereiken? Wat wilde de ander bereiken?
- Wat voelde je? Wat voelde de ander?
- Wat dacht je? Wat dacht de ander?
- Wat deed je? Wat deed de ander?

Hoe rond je de opdracht af? Voer je een gesprek met je begeleider en/of maak je een verslagje?

Opmerkingen van de deelnemer:

_____
_____
_____
_____
_____

Opmerkingen van de begeleider:

_____
_____
_____
_____
_____

4 Hoe nu verder?

Gebruik de competentiematrix bij deze opdracht om vast te stellen hoever je bent.
- Wil of moet je deze opdracht nog een keer doen?
- Aan welke onderdelen moet je nog werken?

_____
_____
_____
_____
_____

Competentiematrix

Opdracht 5: Een suprapubische katheter verzorgen en blaasspoelen
Kerntaak 1: Bieden van verpleegkundige zorg en ondersteuning op basis van het verpleegplan
Resultaat: Het verzorgen van een suprapubische katheter en het blaasspoelen zijn op een professionele manier, volgens de wet- en regelgeving uitgevoerd. Bij het verzorgen van de suprapubische katheter en het blaasspoelen is rekening gehouden met de situatie en omstandigheden van de zorgvrager.

Compe-tentie	Omschrijving	Criteria	Aan gewerkt	Behaald
A	Beslissen en activiteiten initiëren	Je neemt op tijd de nodige beslissingen.		
		Je neemt verantwoordelijkheid voor je beslissingen.		
		Je toont zelfvertrouwen in je beslissingen.		
		Je neemt initiatief binnen de wettelijke bevoegdheden.		
J	Formuleren en rapporteren	Je registreert nauwkeurig en volledig je handelingen.		
K	Vakdeskundigheid toepassen	Je kunt snel en precies handelen.		
		Je kunt je snel en precies een beeld vormen van de toestand van de zorgvrager.		
L	Materialen en middelen inzetten	Je kiest de juiste materialen en middelen.		
		Je gebruikt de juiste materialen en hulpmiddelen.		
		Je gebruikt de materialen en hulpmiddelen effectief, vindingrijk, efficiënt en zorgvuldig.		
T	Instructies en procedures opvolgen	Je werkt volgens de veiligheidsvoorschriften, protocollen en richtlijnen.		
		Je controleert de handelingen.		
		Je werkt veilig met materialen en apparatuur.		
		Je werkt binnen wettelijke richtlijnen.		

Werkveld	Ziekenhuiszorg	Verpleeg- en verzorgingshuis	Thuiszorg	Geestelijke gezondheidszorg	Gehandicapten-zorg
Opdracht behaald	Ja / nee / nvt	Ja / nee / nvt	Ja / nee / nvt	Ja / nee / nvt	Ja / nee / nvt
Datum en paraaf begeleider					

Praktijkopdrachten voor kwalificatieniveau 4

Een blaaskatheter inbrengen

Inleiding

Het inbrengen van een blaaskatheter is een voorbehouden handeling, opgenomen in de Wet BIG. Het inbrengen van een blaaskatheter kan een vervelende ervaring zijn voor een zorgvrager en je moet er rekening mee houden dat de handeling pijnlijk kan zijn. De vaardigheid vraagt zorgvuldigheid en handigheid. Daarnaast is respect voor de lichamelijke intimiteit en de privacy van de zorgvrager een belangrijk aandachtspunt.

Opdracht

- Informeer de zorgvrager over het inbrengen van een blaaskatheter.
- Houd rekening met de belevingswereld van de zorgvrager.
- Breng de blaaskatheter in bij een zorgvrager. Maak hierbij gebruik van de voorschriften en protocollen van de instelling.
- Ga zorgvuldig om met intimiteit tijdens het handelen.
- Draag je verantwoordelijkheid voor je eigen taken en bewaak hierbij je grenzen. Wees zorgvuldig en controleer je eigen handelen.
- Registreer en rapporteer de gegevens over het inbrengen van een blaaskatheter bij een zorgvrager volgens de geldende regels en richtlijnen.

 1 Wat ga je doen?

Bereid de opdracht voor.
- Is de opdracht duidelijk?
- Welke kennis heb je nodig?
- Welke richtlijnen en protocollen ga je gebruiken?
- Wat zijn je persoonlijke leerdoelen?

_____
_____
_____
_____
_____

2 Voer de opdracht uit

Houd tijdens de uitvoering rekening met:
- het stimuleren van de zelfredzaamheid van de zorgvrager;
- de privacy en veiligheid van de zorgvrager;
- de observaties van de gezondheidstoestand;
- de emoties en gevoelens van de zorgvrager.

 3 Hoe ging het?

Kijk terug naar hoe je de opdracht hebt gedaan. Reflectievragen die je kunt stellen gaan over *jezelf* en *de ander* (de zorgvrager, naasten/mantelzorger, je collega enzovoort).
- Wat wilde je bereiken? Wat wilde de ander bereiken?
- Wat voelde je? Wat voelde de ander?
- Wat dacht je? Wat dacht de ander?
- Wat deed je? Wat deed de ander?

Hoe rond je de opdracht af? Voer je een gesprek met je begeleider en/of maak je een verslagje?

Opmerkingen van de deelnemer:

_____
_____
_____
_____
_____

Opmerkingen van de begeleider:

_____
_____
_____
_____
_____

4 Hoe nu verder?

Gebruik de competentiematrix bij deze opdracht om vast te stellen hoever je bent.
- Wil of moet je deze opdracht nog een keer doen?
- Aan welke onderdelen moet je nog werken?

_____
_____
_____
_____

Competentiematrix

Opdracht 6: Een blaaskatheter inbrengen
Kerntaak 1: Bieden van verpleegkundige zorg en ondersteuning op basis van het verpleegplan
Resultaat: Het inbrengen van een blaaskatheter is op een professionele manier, volgens de wet- en regelgeving uitgevoerd.
Bij het inbrengen van de blaaskatheter is rekening gehouden met de situatie en omstandigheden van de zorgvrager.

Competentie	Omschrijving	Criteria	Aan gewerkt	Behaald
A	Beslissen en activiteiten initiëren	Je neemt op tijd de nodige beslissingen.		
		Je neemt verantwoordelijkheid voor je beslissingen.		
		Je toont zelfvertrouwen in je beslissingen.		
		Je neemt initiatief binnen de wettelijke bevoegdheden.		
J	Formuleren en rapporteren	Je registreert nauwkeurig en volledig je handelingen.		
K	Vakdeskundigheid toepassen	Je kunt snel en precies handelen.		
		Je kunt je snel en precies een beeld vormen van de toestand van de zorgvrager.		
L	Materialen en middelen inzetten	Je kiest de juiste materialen en middelen.		
		Je gebruikt de juiste materialen en hulpmiddelen.		
		Je gebruikt de materialen en hulpmiddelen effectief, vindingrijk, efficiënt en zorgvuldig.		
T	Instructies en procedures opvolgen	Je werkt volgens de veiligheidsvoorschiften, protocollen en richtlijnen.		
		Je controleert de handelingen.		
		Je werkt veilig met materialen en apparatuur.		
		Je werkt binnen wettelijke richtlijnen.		

Werkveld	Ziekenhuiszorg	Verpleeg- en verzorgingshuis	Thuiszorg	Geestelijke gezondheidszorg	Gehandicaptenzorg
Opdracht behaald	Ja / nee / nvt	Ja / nee / nvt	Ja / nee / nvt	Ja / nee / nvt	Ja / nee / nvt
Datum en paraaf begeleider					

Praktijkopdrachten voor kwalificatieniveau 4

7 Een stoma verzorgen

Inleiding

Problemen met de natuurlijke uitscheiding kunnen veroorzaakt worden door een ziekte, maar ook door een ongeval of een aangeboren afwijking. Als urine en/of feces niet op een natuurlijke manier het lichaam kunnen verlaten, wordt er chirurgisch een kunstmatige uitgang aangebracht. De verzorging van een stoma vraagt handigheid en inlevingsvermogen. Veel zorgvragers vinden het gênant om zich te laten helpen met de kunstmatige uitgang.

Opdracht

- Verzorg gedurende twee à drie dagen een zorgvrager met een stoma.
- Verzorg indien mogelijk verschillende zorgvragers met verschillende stoma's (urostoma, colostoma en/of een ileostoma).
- Informeer en overleg met de zorgvrager(s) over de verzorging van het stoma.
- Registreer en rapporteer de gegevens over de verzorging van het stoma van de zorgvrager volgens de geldende regels en voorschriften.

1 Wat ga je doen?

Bereid de opdracht voor.
- Is de opdracht duidelijk?
- Welke kennis heb je nodig?
- Welke richtlijnen en protocollen ga je gebruiken?
- Wat zijn je persoonlijke leerdoelen?

_____
_____
_____
_____
_____
_____

2 Voer de opdracht uit

Houd tijdens de uitvoering rekening met:
- het stimuleren van de zelfredzaamheid van de zorgvrager;
- de privacy en veiligheid van de zorgvrager;
- de observaties van de gezondheidstoestand;
- de emoties en gevoelens van de zorgvrager.

3 Hoe ging het?

Kijk terug naar hoe je de opdracht hebt gedaan. Reflectievragen die je kunt stellen gaan over *jezelf* en *de ander* (de zorgvrager, naasten/mantelzorger, je collega enzovoort).
- Wat wilde je bereiken? Wat wilde de ander bereiken?
- Wat voelde je? Wat voelde de ander?
- Wat dacht je? Wat dacht de ander?
- Wat deed je? Wat deed de ander?

Hoe rond je de opdracht af? Voer je een gesprek met je begeleider en/of maak je een verslagje?

Opmerkingen van de deelnemer:

_____
_____
_____
_____
_____
_____

Opmerkingen van de begeleider:

_____
_____
_____
_____
_____
_____

4 Hoe nu verder?

Gebruik de competentiematrix bij deze opdracht om vast te stellen hoever je bent.
– Wil of moet je deze opdracht nog een keer doen?
– Aan welke onderdelen moet je nog werken?

_____
_____
_____
_____

Competentiematrix

Opdracht 7: Een stoma verzorgen
Kerntaak 1: Bieden van verpleegkundige zorg en ondersteuning op basis van het verpleegplan
Resultaat: Het verzorgen van een stoma is op een professionele manier, volgens de wet- en regelgeving uitgevoerd.
Bij het verzorgen van het stoma is rekening gehouden met de situatie en omstandigheden van de zorgvrager.

Compe-tentie	Omschrijving	Criteria	Aan gewerkt	Behaald
A	Beslissen en activiteiten initiëren	Je neemt op tijd de nodige beslissingen.		
		Je neemt verantwoordelijkheid voor je beslissingen.		
		Je toont zelfvertrouwen in je beslissingen.		
		Je neemt initiatief binnen de wettelijke bevoegdheden.		
J	Formuleren en rapporteren	Je registreert nauwkeurig en volledig je handelingen.		
K	Vakdeskundigheid toepassen	Je kunt snel en precies handelen.		
		Je kunt je snel en precies een beeld vormen van de toestand van de zorgvrager.		
L	Materialen en middelen inzetten	Je kiest de juiste materialen en middelen.		
		Je gebruikt de juiste materialen en hulpmiddelen.		
		Je gebruikt de materialen en hulpmiddelen effectief, vindingrijk, efficiënt en zorgvuldig.		
T	Instructies en procedures opvolgen	Je werkt volgens de veiligheidsvoorschriften, protocollen en richtlijnen.		
		Je controleert de handelingen.		
		Je werkt veilig met materialen en apparatuur.		
		Je werkt binnen wettelijke richtlijnen.		

Werkveld	Ziekenhuiszorg	Verpleeg- en verzorgingshuis	Thuiszorg	Geestelijke gezondheidszorg	Gehandicapten-zorg
Opdracht behaald	Ja / nee / nvt	Ja / nee / nvt	Ja / nee / nvt	Ja / nee / nvt	Ja / nee / nvt
Datum en paraaf begeleider					

Praktijkopdrachten voor kwalificatieniveau 4

Een darmspoeling uitvoeren

Inleiding

Het reinigen van de darmen door middel van een darmspoeling kan om verschillende redenen noodzakelijk zijn, bijvoorbeeld om de darmen van de zorgvrager te spoelen als voorbereiding op een operatie of om obstipatie bij de zorgvrager op te heffen.
De hoeveelheid en de samenstelling van de vloeistof van de darmspoeling kan verschillen. Wat de reden van de spoeling ook is, in alle gevallen is het een belastende gebeurtenis voor de zorgvrager. Ondersteunen en informeren van de zorgvrager is dan ook een belangrijke taak.

Opdracht

- Geef de zorgvrager gerichte informatie over de darmspoeling.
- Voer een darmspoeling uit. Werk hierbij volgens de voorschriften en protocollen van de instelling.
- Draag de verantwoordelijkheid voor je eigen taken en bewaak hierbij je grenzen. Wees zorgvuldig en controleer je eigen handelen.
- Registreer en rapporteer de gegevens volgens de geldende regels en richtlijnen.

 1 Wat ga je doen?

Bereid de opdracht voor.
- Is de opdracht duidelijk?
- Welke kennis heb je nodig?
- Welke richtlijnen en protocollen ga je gebruiken?
- Wat zijn je persoonlijke leerdoelen?

_____
_____
_____
_____
_____

 2 Voer de opdracht uit

Houd tijdens de uitvoering rekening met:
- het stimuleren van de zelfredzaamheid van de zorgvrager;
- de privacy en veiligheid van de zorgvrager;
- de observaties van de gezondheidstoestand;
- de emoties en gevoelens van de zorgvrager.

3 Hoe ging het?

Kijk terug naar hoe je de opdracht hebt gedaan. Reflectievragen die je kunt stellen gaan over *jezelf* en *de ander* (de zorgvrager, naasten/mantelzorger, je collega enzovoort).
- Wat wilde je bereiken? Wat wilde de ander bereiken?
- Wat voelde je? Wat voelde de ander?
- Wat dacht je? Wat dacht de ander?
- Wat deed je? Wat deed de ander?

Hoe rond je de opdracht af? Voer je een gesprek met je begeleider en/of maak je een verslagje?

Opmerkingen van de deelnemer:

_____
_____
_____
_____
_____

Opmerkingen van de begeleider:

_____
_____
_____
_____
_____

4 Hoe nu verder?

Gebruik de competentiematrix bij deze opdracht om vast te stellen hoever je bent.
- Wil of moet je deze opdracht nog een keer doen?
- Aan welke onderdelen moet je nog werken?

_____
_____
_____
_____
_____

Competentiematrix

Opdracht 8: Een darmspoeling uitvoeren
Kerntaak 1: Bieden van verpleegkundige zorg en ondersteuning op basis van het verpleegplan
Resultaat: De darmspoeling is op een professionele manier, volgens de wet- en regelgeving uitgevoerd. Bij het uitvoeren van de darmspoeling is rekening gehouden met de situatie en omstandigheden van de zorgvrager.

Compe-tentie	Omschrijving	Criteria	Aan gewerkt	Behaald
A	Beslissen en activiteiten initiëren	Je neemt op tijd de nodige beslissingen.		
		Je neemt verantwoordelijkheid voor je beslissingen.		
		Je toont zelfvertrouwen in je beslissingen.		
		Je neemt initiatief binnen de wettelijke bevoegdheden.		
J	Formuleren en rapporteren	Je registreert nauwkeurig en volledig je handelingen.		
K	Vakdeskundigheid toepassen	Je kunt snel en precies handelen.		
		Je kunt je snel en precies een beeld vormen van de toestand van de zorgvrager.		
L	Materialen en middelen inzetten	Je kiest de juiste materialen en middelen.		
		Je gebruikt de juiste materialen en hulpmiddelen.		
		Je gebruikt de materialen en hulpmiddelen effectief, vindingrijk, efficiënt en zorgvuldig.		
T	Instructies en procedures opvolgen	Je werkt volgens de veiligheidsvoorschriften, protocollen en richtlijnen.		
		Je controleert de handelingen.		
		Je werkt veilig met materialen en apparatuur.		
		Je werkt binnen wettelijke richtlijnen.		

Werkveld	Ziekenhuiszorg	Verpleeg- en verzorgingshuis	Thuiszorg	Geestelijke gezondheidszorg	Gehandicapten-zorg
Opdracht behaald	Ja / nee / nvt	Ja / nee / nvt	Ja / nee / nvt	Ja / nee / nvt	Ja / nee / nvt
Datum en paraaf begeleider					

Praktijkopdrachten voor kwalificatieniveau 4

9 Een stoma irrigeren

Inleiding

Niet in alle gevallen ontlast een stoma zich spontaan. In sommige gevallen dient het ontlasten op gang gebracht te worden door middel van een darmspoeling. Soms wordt een stoma regelmatig, bijvoorbeeld tweemaal per dag, gespoeld. Tussentijds wordt het stoma afgesloten door middel van een stomaplug. Op deze manier wordt een continent stoma gecreëerd (dit kan overigens alleen bij een stoma op het eind van de dikke darm). Het voordeel hiervan is dat de zorgvrager zelf min of meer controle heeft over het lozen van de ontlasting. Ook heeft hij meer mogelijkheden heeft om een 'normaal' sociaal leven te leiden. Een nadeel is dat de zorgvrager in zijn dagelijks leven altijd rekening moet houden met het irrigeren.

Opdracht

- Irrigeer het darmstoma en ondersteun de zorgvrager.
- Houd het contact met de zorgvrager op een goede manier gaande.
- Gebruik de juiste materialen en hulpmiddelen.
- Werk volgens de voorgeschreven richtlijnen en protocollen.
- Draag je verantwoordelijkheid bij het irrigeren van het stoma. Wees zorgvuldig en controleer je eigen handelen.

 1 Wat ga je doen?

Bereid de opdracht voor.
- Is de opdracht duidelijk?
- Welke kennis heb je nodig?
- Welke richtlijnen en protocollen ga je gebruiken?
- Wat zijn je persoonlijke leerdoelen?

_____
_____
_____
_____
_____
_____

 2 Voer de opdracht uit

Houd tijdens de uitvoering rekening met:
- het stimuleren van de zelfredzaamheid van de zorgvrager;
- de privacy en veiligheid van de zorgvrager;
- de observaties van de gezondheidstoestand;
- de emoties en gevoelens van de zorgvrager.

3 Hoe ging het?

Kijk terug naar hoe je de opdracht hebt gedaan. Reflectievragen die je kunt stellen gaan over *jezelf* en *de ander* (de zorgvrager, naasten/mantelzorger, je collega enzovoort).
- Wat wilde je bereiken? Wat wilde de ander bereiken?
- Wat voelde je? Wat voelde de ander?
- Wat dacht je? Wat dacht de ander?
- Wat deed je? Wat deed de ander?

Hoe rond je de opdracht af? Voer je een gesprek met je begeleider en/of maak je een verslagje?

Opmerkingen van de deelnemer:

_____
_____
_____
_____
_____
_____

Opmerkingen van de begeleider:

_____
_____
_____
_____
_____

4 Hoe nu verder?

Gebruik de competentiematrix bij deze opdracht om vast te stellen hoever je bent.
- Wil of moet je deze opdracht nog een keer doen?
- Aan welke onderdelen moet je nog werken?

_____
_____
_____
_____
_____

Praktijkopdrachten voor kwalificatieniveau 4

Competentiematrix

Opdracht 9: Een stoma irrigeren
Kerntaak 1: Bieden van verpleegkundige zorg en ondersteuning op basis van het verpleegplan
Resultaat: Het irrigeren van een stoma is op een professionele manier, volgens de wet- en regelgeving uitgevoerd.
Bij het irrigeren van het stoma is rekening gehouden met de situatie en omstandigheden van de zorgvrager.

Compe-tentie	Omschrijving	Criteria	Aan gewerkt	Behaald
A	Beslissen en activiteiten initiëren	Je neemt op tijd de nodige beslissingen.		
		Je neemt verantwoordelijkheid voor je beslissingen.		
		Je toont zelfvertrouwen in je beslissingen.		
		Je neemt initiatief binnen de wettelijke bevoegdheden.		
J	Formuleren en rapporteren	Je registreert nauwkeurig en volledig je handelingen.		
K	Vakdeskundigheid toepassen	Je kunt snel en precies handelen.		
		Je kunt je snel en precies een beeld vormen van de toestand van de zorgvrager.		
L	Materialen en middelen inzetten	Je kiest de juiste materialen en middelen.		
		Je gebruikt de juiste materialen en hulpmiddelen.		
		Je gebruikt de materialen en hulpmiddelen effectief, vindingrijk, efficiënt en zorgvuldig.		
T	Instructies en procedures opvolgen	Je werkt volgens de veiligheidsvoorschriften, protocollen en richtlijnen.		
		Je controleert de handelingen.		
		Je werkt veilig met materialen en apparatuur.		
		Je werkt binnen wettelijke richtlijnen.		

Werkveld	Ziekenhuiszorg	Verpleeg- en verzorgingshuis	Thuiszorg	Geestelijke gezondheidszorg	Gehandicapten-zorg
Opdracht behaald	Ja / nee / nvt	Ja / nee / nvt	Ja / nee / nvt	Ja / nee / nvt	Ja / nee / nvt
Datum en paraaf begeleider					

Praktijkopdrachten voor kwalificatieniveau 4

10 Medicijnen toedienen

Inleiding

Het kan voorkomen dat een zorgvrager voor een korte of langere periode medicijnen moet gebruiken. Voor de ene zorgvrager bepaalt het gebruik van één of meer medicijnen de mogelijkheden die hij heeft om deel te nemen aan dagelijkse activiteiten. Voor de andere zorgvrager is een leven zonder medicijnen niet mogelijk. Het zal je binnen je werksituatie duidelijk worden dat de ene zorgvrager voor zijn medicijngebruik volledig is aangewezen op jou terwijl de andere zorgvrager zelfstandig zijn medicijnen kan gebruiken en/of beheren. In je werk als verpleegkundige zul je bij het toedienen van medicijnen de grootste zorgvuldigheid in acht moeten nemen.

Opdracht

Draag drie dagen zorg voor het medicijngebruik van de zorgvragers die aan jou zijn toegewezen, dat wil zeggen:
- Controleer het medicijngebruik van deze zorgvragers gedurende deze dagen.
- Registreer het medicijngebruik van deze zorgvragers volgens de geldende regels en richtlijnen.
- Zet de medicijnen voor deze zorgvragers uit gedurende deze dagen.
- Dien de medicijnen toe aan deze zorgvragers gedurende deze dagen.
- Draag je verantwoordelijkheid bij het toedienen van medicijnen. Wees zorgvuldig en controleer je eigen handelen.

Laat alle toedieningsvormen aan de orde komen. Maak hierover afspraken.

 1 Wat ga je doen?

Bereid de opdracht voor.
- Is de opdracht duidelijk?
- Welke kennis heb je nodig?
- Welke richtlijnen en protocollen ga je gebruiken?
- Wat zijn je persoonlijke leerdoelen?

_____
_____
_____
_____
_____

 2 Voer de opdracht uit

Houd tijdens de uitvoering rekening met:
- het stimuleren van de zelfredzaamheid van de zorgvrager;
- de privacy en veiligheid van de zorgvrager;
- de observaties van de gezondheidstoestand;
- de emoties en gevoelens van de zorgvrager.

 3 Hoe ging het?

Kijk terug naar hoe je de opdracht hebt gedaan. Reflectievragen die je kunt stellen gaan over *jezelf* en *de ander* (de zorgvrager, naasten/mantelzorger, je collega enzovoort).
- Wat wilde je bereiken? Wat wilde de ander bereiken?
- Wat voelde je? Wat voelde de ander?
- Wat dacht je? Wat dacht de ander?
- Wat deed je? Wat deed de ander?

Hoe rond je de opdracht af? Voer je een gesprek met je begeleider en/of maak je een verslagje?

Opmerkingen van de deelnemer:

_____
_____
_____
_____
_____

Opmerkingen van de begeleider:

_____
_____
_____
_____
_____

4 Hoe nu verder?

Gebruik de competentiematrix bij deze opdracht om vast te stellen hoever je bent.
– Wil of moet je deze opdracht nog een keer doen?
– Aan welke onderdelen moet je nog werken?

_____
_____
_____
_____
_____

Praktijkopdrachten voor kwalificatieniveau 4

Competentiematrix

Opdracht 10: Medicijnen toedienen
Kerntaak 1: Bieden van verpleegkundige zorg en ondersteuning op basis van het verpleegplan
Resultaat: Het toedienen van medicijnen is op een professionele manier, volgens de wet- en regelgeving uitgevoerd.
Bij het toedienen van medicijnen is rekening gehouden met de situatie en omstandigheden van de zorgvrager.

Compe-tentie	Omschrijving	Criteria	Aan gewerkt	Behaald
A	Beslissen en activiteiten initiëren	Je neemt op tijd de nodige beslissingen.		
		Je neemt verantwoordelijkheid voor je beslissingen.		
		Je toont zelfvertrouwen in je beslissingen.		
		Je neemt initiatief binnen de wettelijke bevoegdheden.		
J	Formuleren en rapporteren	Je registreert nauwkeurig en volledig je handelingen.		
K	Vakdeskundigheid toepassen	Je kunt snel en precies rekenen en handelen.		
		Je kunt je snel en precies een beeld vormen van de toestand van de zorgvrager.		
L	Materialen en middelen inzetten	Je kiest de juiste materialen en middelen.		
		Je gebruikt de juiste materialen en hulpmiddelen.		
		Je gebruikt de materialen en hulpmiddelen effectief, vindingrijk, efficiënt en zorgvuldig.		
T	Instructies en procedures opvolgen	Je werkt volgens de veiligheidsvoorschriften, protocollen en richtlijnen.		
		Je controleert de handelingen.		
		Je werkt veilig met materialen en apparatuur.		
		Je werkt binnen wettelijke richtlijnen.		

Werkveld	Ziekenhuiszorg	Verpleeg- en verzorgingshuis	Thuiszorg	Geestelijke gezondheidszorg	Gehandicapten-zorg
Opdracht behaald	Ja / nee / nvt	Ja / nee / nvt	Ja / nee / nvt	Ja / nee / nvt	Ja / nee / nvt
Datum en paraaf begeleider					

Praktijkopdrachten voor kwalificatieniveau 4

11 Medicijnen vaginaal toedienen en vaginaal irrigeren

Inleiding

De meeste medicijnen worden oraal ingenomen en via de bloedbaan komen deze op de plaats van bestemming. Regelmatig worden medicijnen rechtstreeks aangebracht op de plaats waar ze werkzaam zijn. Dit is ook het geval bij het vaginaal toedienen van tabletten, crèmes, gel en spoelvloeistof. Het is daarom belangrijk dat het medicijn goed wordt toegediend.

Het vaginaal toedienen van medicijnen wordt door veel vrouwen als belastend ervaren. Bovendien zijn veel zorgvragers niet zelf in staat om het medicijn op de goede manier toe te dienen. Als verpleegkundige zul je de zorgvrager hierbij moeten helpen of het toedienen van het medicijn moeten overnemen. Goede informatie is hierbij van belang.

Opdracht

- Informeer de zorgvrager(s) over de vaginale spoeling/het vaginaal toedienen van medicatie.
- Voer de vaginale toediening van medicijnen uit.
- Voer de vaginale irrigatie uit.
- Laat blijken dat je zorgvuldig omgaat met intimiteit.
- Draag je verantwoordelijkheid voor je eigen taken en bewaak hierbij je grenzen. Wees zorgvuldig en controleer je eigen handelen.

1 Wat ga je doen?

Bereid de opdracht voor.
- Is de opdracht duidelijk?
- Welke kennis heb je nodig?
- Welke richtlijnen en protocollen ga je gebruiken?
- Wat zijn je persoonlijke leerdoelen?

_____
_____
_____
_____
_____
_____

2 Voer de opdracht uit

Houd tijdens de uitvoering rekening met:
- het stimuleren van de zelfredzaamheid van de zorgvrager;
- de privacy en veiligheid van de zorgvrager;
- de observaties van de gezondheidstoestand;
- de emoties en gevoelens van de zorgvrager.

3 Hoe ging het?

Kijk terug naar hoe je de opdracht hebt gedaan. Reflectievragen die je kunt stellen gaan over *jezelf* en *de ander* (de zorgvrager, naasten/mantelzorger, je collega enzovoort).
- Wat wilde je bereiken? Wat wilde de ander bereiken?
- Wat voelde je? Wat voelde de ander?
- Wat dacht je? Wat dacht de ander?
- Wat deed je? Wat deed de ander?

Hoe rond je de opdracht af? Voer je een gesprek met je begeleider en/of maak je een verslagje?

Praktijkopdrachten voor kwalificatieniveau 4

Opmerkingen van de deelnemer:

_____
_____
_____
_____
_____
_____

Opmerkingen van de begeleider:

_____
_____
_____
_____
_____
_____

4 Hoe nu verder?

Gebruik de competentiematrix bij deze opdracht om vast te stellen hoever je bent.
- Wil of moet je deze opdracht nog een keer doen?
- Aan welke onderdelen moet je nog werken?

_____
_____
_____
_____
_____

Competentiematrix

Opdracht 11: Medicijnen vaginaal toedienen en vaginaal irrigeren
Kerntaak 1: Bieden van verpleegkundige zorg en ondersteuning op basis van het verpleegplan
Resultaat: Het vaginaal toedienen van medicijnen en irrigeren is op een professionele manier, volgens de wet- en regelgeving uitgevoerd. Bij het vaginaal toedienen van medicijnen en het irrigeren is rekening gehouden met de situatie en omstandigheden van de zorgvrager.

Compe-tentie	Omschrijving	Criteria	Aan gewerkt	Behaald
A	Beslissen en activiteiten initiëren	Je neemt op tijd de nodige beslissingen.		
		Je neemt verantwoordelijkheid voor je beslissingen.		
		Je toont zelfvertrouwen in je beslissingen.		
		Je neemt initiatief binnen de wettelijke bevoegdheden.		
J	Formuleren en rapporteren	Je registreert nauwkeurig en volledig je handelingen.		
K	Vakdeskundigheid toepassen	Je kunt snel en precies handelen.		
		Je kunt je snel en precies een beeld vormen van de toestand van de zorgvrager.		
L	Materialen en middelen inzetten	Je kiest de juiste materialen en middelen.		
		Je gebruikt de juiste materialen en hulpmiddelen.		
		Je gebruikt de materialen en hulpmiddelen effectief, vindingrijk, efficiënt en zorgvuldig.		
T	Instructies en procedures opvolgen	Je werkt volgens de veiligheidsvoorschriften, protocollen en richtlijnen.		
		Je controleert de handelingen.		
		Je werkt veilig met materialen en apparatuur.		
		Je werkt binnen wettelijke richtlijnen.		

Werkveld	Ziekenhuiszorg	Verpleeg- en verzorgingshuis	Thuiszorg	Geestelijke gezondheidszorg	Gehandicapten-zorg
Opdracht behaald	Ja / nee / nvt	Ja / nee / nvt	Ja / nee / nvt	Ja / nee / nvt	Ja / nee / nvt
Datum en paraaf begeleider					

Praktijkopdrachten voor kwalificatieniveau 4

12. Medicijnen toedienen via de luchtwegen

Inleiding

Soms hebben zorgvragers medicijnen nodig via de luchtwegen. Dit gebeurt met behulp van onder andere vernevelaars, aërosolen en inhalators. Het geïnhaleerde medicijn wordt dan direct in de ademhalingswegen opgenomen. Veel zorgvragers met chronische aandoeningen en/of longemfyseem gebruiken een inhalator. Het gebruik ervan is niet voor iedereen eenvoudig: geregeld blijkt dat mensen op een verkeerde manier inhaleren. Soms moet je het inhaleren veelvuldig oefenen met de zorgvrager.

Opdracht

- Informeer de zorgvrager over de zorg die je gaat verlenen.
- Geef indien noodzakelijk voorlichting over het gebruik van de materialen en hulpmiddelen bij het toedienen van medicijnen via de luchtwegen.
- Dien de medicijnen via de luchtwegen toe en begeleid hierbij de zorgvrager.
- Draag je verantwoordelijkheid bij het toedienen van deze medicijnen, wees zorgvuldig en controleer je eigen handelen.

 1 Wat ga je doen?

Bereid de opdracht voor.
- Is de opdracht duidelijk?
- Welke kennis heb je nodig?
- Welke richtlijnen en protocollen ga je gebruiken?
- Wat zijn je persoonlijke leerdoelen?

_____

_____

_____

_____

_____

 2 Voer de opdracht uit

Houd tijdens de uitvoering rekening met:
- het stimuleren van de zelfredzaamheid van de zorgvrager;
- de privacy en veiligheid van de zorgvrager;
- de observaties van de gezondheidstoestand;
- de emoties en gevoelens van de zorgvrager.

 3 Hoe ging het?

Kijk terug naar hoe je de opdracht hebt gedaan. Reflectievragen die je kunt stellen gaan over *jezelf* en *de ander* (de zorgvrager, naasten/mantelzorger, je collega enzovoort).
- Wat wilde je bereiken? Wat wilde de ander bereiken?
- Wat voelde je? Wat voelde de ander?
- Wat dacht je? Wat dacht de ander?
- Wat deed je? Wat deed de ander?

Hoe rond je de opdracht af? Voer je een gesprek met je begeleider en/of maak je een verslagje?

Opmerkingen van de deelnemer:

_____
_____
_____
_____
_____

Opmerkingen van de begeleider:

_____
_____
_____
_____
_____
_____

4   Hoe nu verder?

Gebruik de competentiematrix bij deze opdracht om vast te stellen hoever je bent.
- Wil of moet je deze opdracht nog een keer doen?
- Aan welke onderdelen moet je nog werken?

_____
_____
_____
_____
_____

Competentiematrix

Opdracht 12: Medicijnen toedienen via de luchtwegen
Kerntaak 1: Bieden van verpleegkundige zorg en ondersteuning op basis van het verpleegplan
Resultaat: Het toedienen van medicijnen via de luchtwegen is op een professionele manier, volgens de wet- en regelgeving uitgevoerd. Bij het toedienen van de medicijnen via de luchtwegen is rekening gehouden met de situatie en omstandigheden van de zorgvrager.

Compe-tentie	Omschrijving	Criteria	Aan gewerkt	Behaald
A	Beslissen en activiteiten initiëren	Je neemt op tijd de nodige beslissingen.		
		Je neemt verantwoordelijkheid voor je beslissingen.		
		Je toont zelfvertrouwen in je beslissingen.		
		Je neemt initiatief binnen de wettelijke bevoegdheden.		
J	Formuleren en rapporteren	Je registreert nauwkeurig en volledig je handelingen.		
K	Vakdeskundigheid toepassen	Je kunt snel en precies rekenen en handelen.		
		Je kunt je snel en precies een beeld vormen van de toestand van de zorgvrager.		
L	Materialen en middelen inzetten	Je kiest de juiste materialen en middelen.		
		Je gebruikt de juiste materialen en hulpmiddelen.		
		Je gebruikt de materialen en hulpmiddelen effectief, vindingrijk, efficiënt en zorgvuldig.		
T	Instructies en procedures opvolgen	Je werkt volgens de veiligheidsvoorschriften, protocollen en richtlijnen.		
		Je controleert de handelingen.		
		Je werkt veilig met materialen en apparatuur.		
		Je werkt binnen wettelijke richtlijnen.		

Werkveld	Ziekenhuiszorg	Verpleeg- en verzorgingshuis	Thuiszorg	Geestelijke gezondheidszorg	Gehandicaptenzorg
Opdracht behaald	Ja / nee / nvt	Ja / nee / nvt	Ja / nee / nvt	Ja / nee / nvt	Ja / nee / nvt
Datum en paraaf begeleider					

Praktijkopdrachten voor kwalificatieniveau 4

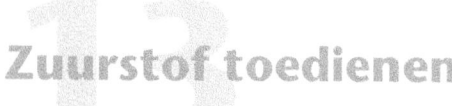

13 Zuurstof toedienen

Inleiding

Wanneer een zorgvrager als gevolg van een ziekte tijdelijk of langdurig onvoldoende zuurstof binnen krijgt, schrijft de arts zuurstoftoediening voor. Als verpleegkundige ben je er verantwoordelijk voor dat je op de juiste wijze de voorgeschreven hoeveelheid zuurstof toedient. De arts bepaalt de dosering in liters per minuut en per etmaal. De toediening van zuurstof kan door de zorgvrager als verlichtend, maar ook als belastend worden ervaren. Wanneer een zorgvrager problemen heeft met de ademhaling wordt hij vaak angstig en gespannen. Een juiste ondersteuning door jou als verpleegkundige is dus belangrijk.

Opdracht

- Informeer de zorgvrager over het toedienen van zuurstof en ga na of je informatie voldoende duidelijk is.
- Dien de voorgeschreven hoeveelheid zuurstof toe en begeleid hierbij de zorgvrager.
- Werk volgens de voorgeschreven veiligheidsregels, voorschriften en protocollen.
- Draag je verantwoordelijkheid voor het toedienen van zuurstof bij een zorgvrager en bewaak hierbij je grenzen. Wees zorgvuldig en controleer je eigen handelen.
- Registreer en rapporteer de gegevens over het toedienen van zuurstof aan de zorgvrager volgens de geldende regels en richtlijnen.

Maak kennis met de verschillende toedieningswijzen, zoals een zuurstofbril, een zuurstofkatheter, een zuurstofmasker en zuurstoftoediening via een tracheacanule. Maak hierover afspraken met je begeleider.

 1 Wat ga je doen?

Bereid de opdracht voor.
- Is de opdracht duidelijk?
- Welke kennis heb je nodig?
- Welke richtlijnen en protocollen ga je gebruiken?
- Wat zijn je persoonlijke leerdoelen?

_____
_____
_____
_____
_____

 2 Voer de opdracht uit

Houd tijdens de uitvoering rekening met:
- het stimuleren van de zelfredzaamheid van de zorgvrager;
- de privacy en veiligheid van de zorgvrager;
- de observaties van de gezondheidstoestand;
- de emoties en gevoelens van de zorgvrager.

 3 Hoe ging het?

Kijk terug naar hoe je de opdracht hebt gedaan. Reflectievragen die je kunt stellen gaan over *jezelf* en *de ander* (de zorgvrager, naasten/mantelzorger, je collega enzovoort).
- Wat wilde je bereiken? Wat wilde de ander bereiken?
- Wat voelde je? Wat voelde de ander?
- Wat dacht je? Wat dacht de ander?
- Wat deed je? Wat deed de ander?

Hoe rond je de opdracht af? Voer je een gesprek met je begeleider en/of maak je een verslagje?

Praktijkopdrachten voor kwalificatieniveau 4

Opmerkingen van de deelnemer:

_____
_____
_____
_____
_____
_____

Opmerkingen van de begeleider:

_____
_____
_____
_____
_____

4 Hoe nu verder?

Gebruik de competentiematrix bij deze opdracht om vast te stellen hoever je bent.
– Wil of moet je deze opdracht nog een keer doen?
– Aan welke onderdelen moet je nog werken?

_____
_____
_____
_____
_____

Praktijkopdrachten voor kwalificatieniveau 4

Competentiematrix

Opdracht 13: **Zuurstof toedienen**
Kerntaak 1: Bieden van verpleegkundige zorg en ondersteuning op basis van het verpleegplan
Resultaat: Het toedienen van zuurstof is op een professionele manier, volgens de wet- en regelgeving uitgevoerd.
Bij het toedienen van zuurstof is rekening gehouden met de situatie en omstandigheden van de zorgvrager.

Compe-tentie	Omschrijving	Criteria	Aan gewerkt	Behaald
A	Beslissen en activiteiten initiëren	Je neemt op tijd de nodige beslissingen.		
		Je neemt verantwoordelijkheid voor je beslissingen.		
		Je toont zelfvertrouwen in je beslissingen.		
		Je neemt initiatief binnen de wettelijke bevoegdheden.		
J	Formuleren en rapporteren	Je registreert nauwkeurig en volledig je handelingen.		
K	Vakdeskundigheid toepassen	Je kunt snel en precies rekenen en handelen.		
		Je kunt je snel en precies een beeld vormen van de toestand van de zorgvrager.		
L	Materialen en middelen inzetten	Je kiest de juiste materialen en middelen.		
		Je gebruikt de juiste materialen en hulpmiddelen.		
		Je gebruikt de materialen en hulpmiddelen effectief, vindingrijk, efficiënt en zorgvuldig.		
T	Instructies en procedures opvolgen	Je werkt volgens de veiligheidsvoorschriften, protocollen en richtlijnen.		
		Je controleert de handelingen.		
		Je werkt veilig met materialen en apparatuur.		
		Je werkt binnen de wettelijke richtlijnen.		

Werkveld	Ziekenhuiszorg	Verpleeg- en verzorgingshuis	Thuiszorg	Geestelijke gezondheidszorg	Gehandicaptenzorg
Opdracht behaald	Ja / nee / nvt	Ja / nee / nvt	Ja / nee / nvt	Ja / nee / nvt	Ja / nee / nvt
Datum en paraaf begeleider					

Praktijkopdrachten voor kwalificatieniveau 4

14 Een subcutane injectie toedienen

Inleiding

Goed injecteren is een vaardigheid die je pas beheerst na veel doen: oefening baart kunst. Het injecteren van sommige vloeistoffen kan pijnlijk zijn. Je kunt de zorgvrager echter pijn besparen door de juiste injectietechniek toe te passen. Subcutaan injecteren is een voorbehouden handeling, opgenomen in de Wet BIG.

Bij vaccinaties (onder andere de griepprik), wordt er gebruikgemaakt van de techniek van subcutaan injecteren. Bij het toedienen van insuline, door middel van een subcutane injectie, wordt er meestal gebruikgemaakt van een insulinepen.

Bedenk dat veel zorgvragers in meer of mindere mate last hebben van prikvrees. Sluit aan bij de belevingswereld van de zorgvrager en stem de informatie die je geeft over het toedienen van de injectie daarop af.

Opdracht

- Maak een subcutane injectie klaar voor de zorgvrager.
- Dien de subcutane injectie toe en ondersteun hierbij de zorgvrager.
- Draag je verantwoordelijkheid voor het toedienen van de injectie. Wees zorgvuldig en controleer je eigen handelen.
- Registreer en rapporteer de gegeven subcutane injectie aan de zorgvrager volgens de geldende regels en richtlijnen.

 1 Wat ga je doen?

- Bereid de opdracht voor.
- Is de opdracht duidelijk?
- Welke kennis heb je nodig?
- Welke richtlijnen en protocollen ga je gebruiken?
- Wat zijn je persoonlijke leerdoelen?

_____
_____
_____
_____
_____

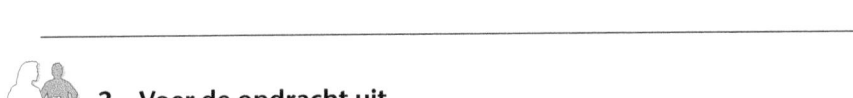 **2 Voer de opdracht uit**

Houd tijdens de uitvoering rekening met:
- het stimuleren van de zelfredzaamheid van de zorgvrager;
- de privacy en veiligheid van de zorgvrager;
- de observaties van de gezondheidstoestand;
- de emoties en gevoelens van de zorgvrager.

 3 Hoe ging het?

Kijk terug naar hoe je de opdracht hebt gedaan. Reflectievragen die je kunt stellen gaan over *jezelf* en *de ander* (de zorgvrager, naasten/mantelzorger, je collega enzovoort).
- Wat wilde je bereiken? Wat wilde de ander bereiken?
- Wat voelde je? Wat voelde de ander?
- Wat dacht je? Wat dacht de ander?
- Wat deed je? Wat deed de ander?

Hoe rond je de opdracht af? Voer je een gesprek met je begeleider en/of maak je een verslagje?

Opmerkingen van de deelnemer:

_____
_____
_____
_____
_____

Opmerkingen van de begeleider:

_____
_____
_____
_____
_____
_____

4 Hoe nu verder?

Gebruik de competentiematrix bij deze opdracht om vast te stellen hoever je bent.
– Wil of moet je deze opdracht nog een keer doen?
– Aan welke onderdelen moet je nog werken?

_____
_____
_____
_____
_____

Competentiematrix

Opdracht 14: Een subcutane injectie toedienen
Kerntaak 1: Bieden van verpleegkundige zorg en ondersteuning op basis van het verpleegplan
Resultaat: De subcutane injectie is op een professionele manier, volgens de wet- en regelgeving uitgevoerd. Bij de uitvoering van het toedienen van de subcutane injectie is rekening gehouden met de situatie en omstandigheden van de zorgvrager.

Compe-tentie	Omschrijving	Criteria	Aan gewerkt	Behaald
A	Beslissen en activiteiten initiëren	Je neemt op tijd de nodige beslissingen.		
		Je neemt verantwoordelijkheid voor je beslissingen.		
		Je toont zelfvertrouwen in je beslissingen.		
		Je neemt initiatief binnen de wettelijke bevoegdheden.		
J	Formuleren en rapporteren	Je registreert nauwkeurig en volledig je handelingen.		
K	Vakdeskundigheid toepassen	Je kunt snel en precies rekenen en handelen.		
		Je kunt je snel en precies een beeld vormen van de toestand van de zorgvrager.		
L	Materialen en middelen inzetten	Je kiest de juiste materialen en middelen.		
		Je gebruikt de juiste materialen en hulpmiddelen.		
		Je gebruikt de materialen en hulpmiddelen effectief, vindingrijk, efficiënt en zorgvuldig.		
T	Instructies en procedures opvolgen	Je werkt volgens de veiligheidsvoorschriften, protocollen en richtlijnen.		
		Je controleert de handelingen.		
		Je werkt veilig met materialen en apparatuur.		
		Je werkt binnen wettelijke richtlijnen.		

Werkveld	Ziekenhuiszorg	Verpleeg- en verzorgingshuis	Thuiszorg	Geestelijke gezondheidszorg	Gehandicaptenzorg
Opdracht behaald	Ja / nee / nvt	Ja / nee / nvt	Ja / nee / nvt	Ja / nee / nvt	Ja / nee / nvt
Datum en paraaf begeleider					

Praktijkopdrachten voor kwalificatieniveau 4

15 Een intramusculaire injectie toedienen, oplossingen en verdunningen maken

Inleiding

 De arts die een medicijn voorschrijft, zal ook altijd de wijze van toedienen aangeven. Net als de subcutane injectie is de intramusculaire injectie een handeling die je als verpleegkundige regelmatig zult uitvoeren. Het is een voorbehouden handeling, opgenomen in de Wet BIG.
De injectievloeistof is niet altijd meteen klaar om geïnjecteerd te worden. Soms wordt het medicijn geleverd in poedervorm of in een hoge concentratie. Je moet dan eerst een goede oplossing of verdunning bereiden. Je moet dus niet alleen zorgvuldig zijn, je moet ook goed kunnen rekenen.
Stem de informatie die je geeft op de zorgvrager af.

Opdracht

- Maak de injectie klaar voor toediening (maak zo nodig een oplossing of een verdunning volgens voorschrift).
- Dien een intramusculaire injectie toe en ondersteun hierbij de zorgvrager.
- Draag je verantwoordelijkheid voor je eigen taken en bewaak hierbij je grenzen. Wees zorgvuldig en controleer je eigen handelen.
- Registreer en rapporteer de gegeven intramusculaire injectie aan de zorgvrager volgens de geldende regels en wettelijke richtlijnen.

1 Wat ga je doen?

Bereid de opdracht voor.
- Is de opdracht duidelijk?
- Welke kennis heb je nodig?
- Welke richtlijnen en protocollen ga je gebruiken?
- Wat zijn je persoonlijke leerdoelen?

_____
_____
_____
_____
_____

2 Voer de opdracht uit

Houd tijdens de uitvoering rekening met:
- het stimuleren van de zelfredzaamheid van de zorgvrager;
- de privacy en veiligheid van de zorgvrager;
- de observaties van de gezondheidstoestand;
- de emoties en gevoelens van de zorgvrager.

3 Hoe ging het?

Kijk terug naar hoe je de opdracht hebt gedaan. Reflectievragen die je kunt stellen gaan over *jezelf* en *de ander* (de zorgvrager, naasten/mantelzorger, je collega enzovoort).
- Wat wilde je bereiken? Wat wilde de ander bereiken?
- Wat voelde je? Wat voelde de ander?
- Wat dacht je? Wat dacht de ander?
- Wat deed je? Wat deed de ander?

Hoe rond je de opdracht af? Voer je een gesprek met je begeleider en/of maak je een verslagje?

Opmerkingen van de deelnemer:

_____
_____
_____
_____
_____

Opmerkingen van de begeleider:

_____
_____
_____
_____
_____

4 Hoe nu verder?

Gebruik de competentiematrix bij deze opdracht om vast te stellen hoever je bent.
- Wil of moet je deze opdracht nog een keer doen?
- Aan welke onderdelen moet je nog werken?

_____
_____
_____
_____
_____

Praktijkopdrachten voor kwalificatieniveau 4

Competentiematrix

Opdracht 15: Een intramusculaire injectie toedienen, oplossingen en verdunningen maken
Kerntaak 1: Bieden van verpleegkundige zorg en ondersteuning op basis van het verpleegplan
Resultaat: Het toedienen van een intramusculaire injectie en het maken van oplossingen en verdunningen zijn op een professionele manier, volgens de wet- en regelgeving uitgevoerd. Bij het toedienen van de intramusculaire injectie en het maken van oplossingen en verdunningen is rekening gehouden met de situatie en omstandigheden van de zorgvrager.

Competentie	Omschrijving	Criteria	Aan gewerkt	Behaald
A	Beslissen en activiteiten initiëren	Je neemt op tijd de nodige beslissingen.		
		Je neemt verantwoordelijkheid voor je beslissingen.		
		Je toont zelfvertrouwen in je beslissingen.		
		Je neemt initiatief binnen de wettelijke bevoegdheden.		
J	Formuleren en rapporteren	Je registreert nauwkeurig en volledig je handelingen.		
K	Vakdeskundigheid toepassen	Je kunt snel en precies rekenen en handelen.		
		Je kunt je snel en precies een beeld vormen van de toestand van de zorgvrager.		
L	Materialen en middelen inzetten	Je kiest de juiste materialen en middelen.		
		Je gebruikt de juiste materialen en hulpmiddelen.		
		Je gebruikt de materialen en hulpmiddelen effectief, vindingrijk, efficiënt en zorgvuldig.		
T	Instructies en procedures opvolgen	Je werkt volgens de veiligheidsvoorschriften, protocollen en richtlijnen.		
		Je controleert de handelingen.		
		Je werkt veilig met materialen en apparatuur.		
		Je werkt binnen wettelijke richtlijnen.		

Werkveld	Ziekenhuiszorg	Verpleeg- en verzorgingshuis	Thuiszorg	Geestelijke gezondheidszorg	Gehandicaptenzorg
Opdracht behaald	Ja / nee / nvt	Ja / nee / nvt	Ja / nee / nvt	Ja / nee / nvt	Ja / nee / nvt
Datum en paraaf begeleider					

Praktijkopdrachten voor kwalificatieniveau 4

16 Medicijnen per injectie intraveneus toedienen

Inleiding

Intraveneus injecteren is een voorbehouden handeling die de verpleegkundige volgens de Wet BIG rechtmatig mag uitvoeren. Er zijn nauwelijks medicijnen die een verpleegkundige niet mag inspuiten. Omdat intraveneus injecteren direct grote gevolgen kan hebben, is het van belang dat je weet hoe je de medicatie moet toedienen. Daarom zul je steeds moeten controleren of de medicatie nog gegeven dient te worden volgens de door de arts gemaakte afspraken. Ook observatie en rapportage op korte en langere termijn zijn noodzakelijk.

Opdracht

- Geef de zorgvrager de juiste voorlichting over de handeling en begeleid de zorgvrager tijdens en na de intraveneuze injectie.
- Maak de intraveneuze medicatie klaar voor toediening (bereken zo nodig de juiste oplossing of verdunning volgens voorschrift).
- Geef de zorgvrager intraveneuze medicatie.
- Draag je verantwoordelijkheid voor het uitvoeren van deze handeling en bewaak hierbij je grenzen. Wees zorgvuldig en controleer je eigen handelen.
- Registreer en rapporteer volgens de geldende regels en richtlijnen.

 1 Wat ga je doen?

Bereid de opdracht voor.
- Is de opdracht duidelijk?
- Welke kennis heb je nodig?
- Welke richtlijnen en protocollen ga je gebruiken?
- Wat zijn je persoonlijke leerdoelen?

_____
_____
_____
_____
_____

 2 Voer de opdracht uit

Houd tijdens de uitvoering rekening met:
- het stimuleren van de zelfredzaamheid van de zorgvrager;
- de privacy en veiligheid van de zorgvrager;
- de observaties van de gezondheidstoestand;
- de emoties en gevoelens van de zorgvrager.

 3 Hoe ging het?

Kijk terug naar hoe je de opdracht hebt gedaan. Reflectievragen die je kunt stellen gaan over *jezelf* en *de ander* (de zorgvrager, naasten/mantelzorger, je collega enzovoort).
- Wat wilde je bereiken? Wat wilde de ander bereiken?
- Wat voelde je? Wat voelde de ander?
- Wat dacht je? Wat dacht de ander?
- Wat deed je? Wat deed de ander?

Hoe rond je de opdracht af? Voer je een gesprek met je begeleider en/of maak je een verslagje?

Opmerkingen van de deelnemer:

_____
_____
_____
_____
_____

Opmerkingen van de begeleider:

_____
_____
_____
_____
_____
_____

4 Hoe nu verder?

Gebruik de competentiematrix bij deze opdracht om vast te stellen hoever je bent.
- Wil of moet je deze opdracht nog een keer doen?
- Aan welke onderdelen moet je nog werken?

_____
_____
_____
_____
_____

Competentiematrix

Opdracht 16: Medicijnen per injectie intraveneus toedienen
Kerntaak 1: Bieden van verpleegkundige zorg en ondersteuning op basis van het verpleegplan
Resultaat: Het toedienen van medicijnen per intraveneuze injectie is op een professionele manier, volgens de wet- en regelgeving uitgevoerd. Bij toedienen van medicijnen per intraveneuze injectie is rekening gehouden met de situatie en omstandigheden van de zorgvrager.

Competentie	Omschrijving	Criteria	Aan gewerkt	Behaald
A	Beslissen en activiteiten initiëren	Je neemt op tijd de nodige beslissingen.		
		Je neemt verantwoordelijkheid voor je beslissingen.		
		Je toont zelfvertrouwen in je beslissingen.		
		Je neemt initiatief binnen de wettelijke bevoegdheden.		
J	Formuleren en rapporteren	Je registreert nauwkeurig en volledig je handelingen.		
K	Vakdeskundigheid toepassen	Je kunt snel en precies rekenen en handelen.		
		Je kunt je snel en precies een beeld vormen van de toestand van de zorgvrager.		
L	Materialen en middelen inzetten	Je kiest de juiste materialen en middelen.		
		Je gebruikt de juiste materialen en hulpmiddelen.		
		Je gebruikt de materialen en hulpmiddelen effectief, vindingrijk, efficiënt en zorgvuldig.		
T	Instructies en procedures opvolgen	Je werkt volgens de veiligheidsvoorschriften, protocollen en richtlijnen.		
		Je controleert de handelingen.		
		Je werkt veilig met materialen en apparatuur.		
		Je werkt binnen wettelijke richtlijnen.		

Werkveld	Ziekenhuiszorg	Verpleeg- en verzorgingshuis	Thuiszorg	Geestelijke gezondheidszorg	Gehandicaptenzorg
Opdracht behaald	Ja / nee / nvt	Ja / nee / nvt	Ja / nee / nvt	Ja / nee / nvt	Ja / nee / nvt
Datum en paraaf begeleider					

Praktijkopdrachten voor kwalificatieniveau 4

17 Medicijnen toedienen via een infuussysteem/toedieningssysteem

Inleiding

BIG Het oplossen van medicijnen in vloeistof en het maken van verdunningen moet uiteraard met de grootst mogelijke nauwkeurigheid gebeuren. Als verpleegkundige moet je heel goed weten waar je mee bezig bent. Zorg ervoor dat er altijd controle kan plaatsvinden van de te injecteren medicijnen (zowel met betrekking tot de hoeveelheid als de soort). In het kader van de Wet BIG is het toedienen van medicijnen via een infuussysteem/toedieningssysteem een voorbehouden handeling.

Voor de zorgvrager kan het hebben van een infuussysteem een behoorlijke beperking zijn. Bespreek met de zorgvrager wat hij wel en niet kan en mag doen met het infuussysteem en tracht bewegingsbeperking en afhankelijkheid zo veel mogelijk te beperken.

Opdracht

- Geef de zorgvrager de juiste voorlichting over de handeling en begeleid de zorgvrager tijdens het toedienen van medicijnen via een infuussysteem/toedieningssysteem.
- Maak de medicatie klaar voor toediening (bereken zo nodig de juiste oplossing of verdunning volgens voorschrift van de arts).
- Dien de zorgvrager medicijnen toe via een infuussysteem/toedieningssysteem.
- Draag je verantwoordelijkheid voor je eigen taken en bewaak hierbij je grenzen. Wees zorgvuldig en controleer je eigen handelen.
- Registreer en rapporteer volgens de geldende regels en richtlijnen.

 1 Wat ga je doen?

Bereid de opdracht voor.
- Is de opdracht duidelijk?
- Welke kennis heb je nodig?
- Welke richtlijnen en protocollen ga je gebruiken?
- Wat zijn je persoonlijke leerdoelen?

_____
_____
_____
_____
_____
_____

2 Voer de opdracht uit

Houd tijdens de uitvoering rekening met:
- het stimuleren van de zelfredzaamheid van de zorgvrager;
- de privacy en veiligheid van de zorgvrager;
- de observaties van de gezondheidstoestand;
- de emoties en gevoelens van de zorgvrager.

 3 Hoe ging het?

Kijk terug naar hoe je de opdracht hebt gedaan. Reflectievragen die je kunt stellen gaan over *jezelf* en *de ander* (de zorgvrager, naasten/mantelzorger, je collega enzovoort).
- Wat wilde je bereiken? Wat wilde de ander bereiken?
- Wat voelde je? Wat voelde de ander?
- Wat dacht je? Wat dacht de ander?
- Wat deed je? Wat deed de ander?

Hoe rond je de opdracht af? Voer je een gesprek met je begeleider en/of maak je een verslagje?

Opmerkingen van de deelnemer:

_____
_____
_____
_____
_____

Opmerkingen van de begeleider:

_____
_____
_____
_____
_____

4 Hoe nu verder?

Gebruik de competentiematrix bij deze opdracht om vast te stellen hoever je bent.
– Wil of moet je deze opdracht nog een keer doen?
– Aan welke onderdelen moet je nog werken?

_____
_____
_____
_____
_____

Praktijkopdrachten voor kwalificatieniveau 4

Competentiematrix

Opdracht 17: Medicijnen toedienen via een infuussysteem/toedieningsysteem
Kerntaak 1: Bieden van verpleegkundige zorg en ondersteuning op basis van het verpleegplan
Resultaat: Het toedienen van medicijnen via een infuussysteem/toedieningssysteem is op een professionele manier, volgens de wet- en regelgeving uitgevoerd. Bij het toedienen van medicijnen via een infuussysteem/toedieningssysteem is rekening gehouden met de situatie en omstandigheden van de zorgvrager.

Compe-tentie	Omschrijving	Criteria	Aan gewerkt	Behaald
A	Beslissen en activiteiten initiëren	Je neemt op tijd de nodige beslissingen.		
		Je neemt verantwoordelijkheid voor je beslissingen.		
		Je toont zelfvertrouwen in je beslissingen.		
		Je neemt initiatief binnen de wettelijke bevoegdheden.		
J	Formuleren en rapporteren	Je registreert nauwkeurig en volledig je handelingen.		
K	Vakdeskundigheid toepassen	Je kunt snel en precies rekenen en handelen.		
		Je kunt je snel en precies een beeld vormen van de toestand van de zorgvrager.		
L	Materialen en middelen inzetten	Je kiest de juiste materialen en middelen.		
		Je gebruikt de juiste materialen en hulpmiddelen.		
		Je gebruikt de materialen en hulpmiddelen effectief, vindingrijk, efficiënt en zorgvuldig.		
T	Instructies en procedures opvolgen	Je werkt volgens de veiligheidsvoorschriften, protocollen en richtlijnen.		
		Je controleert de handelingen.		
		Je werkt veilig met materialen en apparatuur.		
		Je werkt binnen wettelijke richtlijnen.		

Werkveld	Ziekenhuiszorg	Verpleeg- en verzorgingshuis	Thuiszorg	Geestelijke gezondheidszorg	Gehandicapten-zorg
Opdracht behaald	Ja / nee / nvt	Ja / nee / nvt	Ja / nee / nvt	Ja / nee / nvt	Ja / nee / nvt
Datum en paraaf begeleider					

18 Een perifeer infuus inbrengen

Inleiding

Het inbrengen van een perifeer infuus is een handeling die verpleegkundigen mogen uitvoeren volgens de wettelijke richtlijnen. In het kader van de Wet BIG is het een voorbehouden handeling.
Het inbrengen van een perifeer infuus is voor de zorgvrager vaak een belastende en pijnlijke behandeling. Als verpleegkundige heb je de verantwoordelijkheid goed te weten waar je mee bezig bent en steeds bekwaam te werk te gaan, want de gevolgen van een verkeerde of onnauwkeurige handeling kunnen zeer ernstig en zelfs levensbedreigend zijn.

Opdracht

- Geef de zorgvrager voorlichting over de handeling en begeleid de zorgvrager tijdens en na het inbrengen van het infuus.
- Maak gebruik van de juiste materialen en hulpmiddelen.
- Breng bij de zorgvrager een perifeer infuus in, houd daarbij rekening met omstandigheden van de zorgvrager.
- Werk volgens de voorschriften en protocollen.
- Draag je verantwoordelijkheid voor het uitvoeren van deze handeling en bewaak hierbij je grenzen. Wees zorgvuldig en controleer je eigen handelen.
- Registreer en rapporteer volgens de geldende regels en richtlijnen.

 1 Wat ga je doen?

Bereid de opdracht voor.
- Is de opdracht duidelijk?
- Welke kennis heb je nodig?
- Welke richtlijnen en protocollen ga je gebruiken?
- Wat zijn je persoonlijke leerdoelen?

_____
_____
_____
_____
_____

 2 Voer de opdracht uit

Houd tijdens de uitvoering rekening met:
- het stimuleren van de zelfredzaamheid van de zorgvrager;
- de privacy en veiligheid van de zorgvrager;
- de observaties van de gezondheidstoestand;
- de emoties en gevoelens van de zorgvrager.

 3 Hoe ging het?

Kijk terug naar hoe je de opdracht hebt gedaan. Reflectievragen die je kunt stellen gaan over *jezelf* en *de ander* (de zorgvrager, naasten/mantelzorger, je collega enzovoort).
- Wat wilde je bereiken? Wat wilde de ander bereiken?
- Wat voelde je? Wat voelde de ander?
- Wat dacht je? Wat dacht de ander?
- Wat deed je? Wat deed de ander?

Hoe rond je de opdracht af? Voer je een gesprek met je begeleider en/of maak je een verslagje?

Opmerkingen van de deelnemer:

_____
_____
_____
_____
_____

Opmerkingen van de begeleider:

_____
_____
_____
_____
_____

4 Hoe nu verder?

Gebruik de competentiematrix bij deze opdracht om vast te stellen hoever je bent.
- Wil of moet je deze opdracht nog een keer doen?
- Aan welke onderdelen moet je nog werken?

_____
_____
_____
_____
_____

Praktijkopdrachten voor kwalificatieniveau 4

Competentiematrix

Opdracht 18: Een perifeer infuus inbrengen
Kerntaak 1: Bieden van verpleegkundige zorg en ondersteuning op basis van het verpleegplan
Resultaat: Het inbrengen van een perifeer infuus is op een professionele manier, volgens de wet- en regelgeving uitgevoerd.
Bij het inbrengen van een perifeer infuus is rekening gehouden met de situatie en omstandigheden van de zorgvrager.

Compe-tentie	Omschrijving	Criteria	Aan gewerkt	Behaald
A	Beslissen en activiteiten initiëren	Je neemt op tijd de nodige beslissingen.		
		Je neemt verantwoordelijkheid voor je beslissingen.		
		Je toont zelfvertrouwen in je beslissingen.		
		Je neemt initiatief binnen de wettelijke bevoegdheden.		
J	Formuleren en rapporteren	Je registreert nauwkeurig en volledig je handelingen.		
K	Vakdeskundigheid toepassen	Je kunt snel en precies rekenen en handelen.		
		Je kunt je snel en precies een beeld vormen van de toestand van de zorgvrager.		
L	Materialen en middelen inzetten	Je kiest de juiste materialen en middelen.		
		Je gebruikt de juiste materialen en hulpmiddelen.		
		Je gebruikt de materialen en hulpmiddelen effectief, vindingrijk, efficiënt en zorgvuldig.		
T	Instructies en procedures opvolgen	Je werkt volgens de veiligheidsvoorschriften, protocollen en richtlijnen.		
		Je controleert de handelingen.		
		Je werkt veilig met materialen en apparatuur.		
		Je werkt binnen wettelijke richtlijnen.		

Werkveld	Ziekenhuiszorg	Verpleeg- en verzorgingshuis	Thuiszorg	Geestelijke gezondheidszorg	Gehandicapten-zorg
Opdracht behaald	Ja / nee / nvt	Ja / nee / nvt	Ja / nee / nvt	Ja / nee / nvt	Ja / nee / nvt
Datum en paraaf begeleider					

Praktijkopdrachten voor kwalificatieniveau 4

19 Vloeistoffen toedienen via een perifeer infuus

Inleiding

Er zijn diverse redenen waarom zorgvragers een perifeer infuus kunnen hebben. Toediening van vloeistoffen is de meest voorkomende reden. Vooral op een chirurgische afdeling heb je vaak te maken met een perifeer infuus, waarmee een zorgvrager die zelf (nog) niet mag drinken vocht krijgt toegediend. Doorgaans zul je te maken krijgen met vloeistoffen die kant-en-klaar zijn. Het is van belang de zorgvrager goed te observeren en bedacht te zijn op complicaties tijdens de infusie.

Opdracht

- Informeer de zorgvrager over het toedienen van vloeistoffen via een perifeer infuus en ga na of je informatie voldoende duidelijk is.
- Dien bij een zorgvrager vloeistoffen toe via een perifeer infuus.
- Werk volgens voorgeschreven voorschriften en protocollen.
- Draag verantwoordelijkheid voor je eigen taken en bewaak hierbij je grenzen. Wees zorgvuldig en controleer je eigen handelen.
- Registreer en rapporteer de gegevens van het toedienen van vloeistoffen via een perifeer infuus volgens de geldende regels en richtlijnen.

1 Wat ga je doen?

Bereid de opdracht voor.
- Is de opdracht duidelijk?
- Welke kennis heb je nodig?
- Welke richtlijnen en protocollen ga je gebruiken?
- Wat zijn je persoonlijke leerdoelen?

_____
_____
_____
_____
_____

2 Voer de opdracht uit?

Houd tijdens de uitvoering rekening met:
- het stimuleren van de zelfredzaamheid van de zorgvrager;
- de privacy en veiligheid van de zorgvrager;
- de observaties van de gezondheidstoestand;
- de emoties en gevoelens van de zorgvrager.

3 Hoe ging het?

Kijk terug naar hoe je de opdracht hebt gedaan. Reflectievragen die je kunt stellen gaan over *jezelf* en *de ander* (de zorgvrager, naasten/mantelzorger, je collega enzovoort).
- Wat wilde je bereiken? Wat wilde de ander bereiken?
- Wat voelde je? Wat voelde de ander?
- Wat dacht je? Wat dacht de ander?
- Wat deed je? Wat deed de ander?

Hoe rond je de opdracht af? Voer je een gesprek met je begeleider en/of maak je een verslagje?

Opmerkingen van de deelnemer:

_____
_____
_____
_____
_____

Opmerkingen van de begeleider:

_____
_____
_____
_____
_____

4 Hoe nu verder?

Gebruik de competentiematrix bij deze opdracht om vast te stellen hoever je bent.
- Wil of moet je deze opdracht nog een keer doen?
- Aan welke onderdelen moet je nog werken?

_____
_____
_____
_____
_____

Praktijkopdrachten voor kwalificatieniveau 4

Competentiematrix

Opdracht 19: Vloeistoffen toedienen via een perifeer infuus
Kerntaak 1: Bieden van verpleegkundige zorg en ondersteuning op basis van het verpleegplan
Resultaat: Het toedienen van vloeistoffen via een perifeer infuus is op een professionele manier, volgens de wet- en regelgeving uitgevoerd. Bij het toedienen van vloeistoffen via een perifeer infuus is rekening gehouden met de situatie en omstandigheden van de zorgvrager.

Competentie	Omschrijving	Criteria	Aan gewerkt	Behaald
A	Beslissen en activiteiten initiëren	Je neemt op tijd de nodige beslissingen.		
		Je neemt verantwoordelijkheid voor je beslissingen.		
		Je toont zelfvertrouwen in je beslissingen.		
		Je neemt initiatief binnen de wettelijke bevoegdheden.		
J	Formuleren en rapporteren	Je registreert nauwkeurig en volledig je handelingen.		
K	Vakdeskundigheid toepassen	Je kunt snel en precies rekenen en handelen.		
		Je kunt je snel en precies een beeld vormen over de toestand van de zorgvrager.		
L	Materialen en middelen inzetten	Je kiest de juiste materialen en middelen.		
		Je gebruikt de juiste materialen en hulpmiddelen.		
		Je gebruikt de materialen en hulpmiddelen effectief, vindingrijk, efficiënt en zorgvuldig.		
T	Instructies en procedures opvolgen	Je werkt volgens de veiligheidsvoorschriften, protocollen en richtlijnen.		
		Je controleert de handelingen.		
		Je werkt veilig met materialen en apparatuur.		
		Je werkt binnen wettelijke richtlijnen.		

Werkveld	Ziekenhuiszorg	Verpleeg- en verzorgingshuis	Thuiszorg	Geestelijke gezondheidszorg	Gehandicaptenzorg
Opdracht behaald	Ja / nee / nvt	Ja / nee / nvt	Ja / nee / nvt	Ja / nee / nvt	Ja / nee / nvt
Datum en paraaf begeleider					

Praktijkopdrachten voor kwalificatieniveau 4

20 Vloeistoffen toedienen via een centraal infuus

Inleiding

Onder een centraal infuus verstaan we een infuus dat, meestal, met de punt in een groot bloedvat in de thorax van de zorgvrager ligt. Op een verpleegafdeling wordt een centraal infuus gebruikt voor infusie van vloeistof met een sterk prikkelende werking op de vaatwand. Door toediening in een ader met een grote diameter wordt die prikkeling enigszins voorkomen. Centrale infusen zijn kwetsbaarder voor infecties dan perifere infusen. Het toedienen van vloeistoffen via een centraal infuus dient met de grootst mogelijke zorgvuldigheid te gebeuren.
Houd als verpleegkundige rekening met de beperkingen die de zorgvrager ervaart door de infusie.

Opdracht

- Informeer de zorgvrager over het toedienen van vloeistof via een centraal infuus en ga na of je informatie voldoende duidelijk is.
- Dien bij een zorgvrager vloeistof toe via een centraal infuus. Begeleid en ondersteun de zorgvrager.
- Werk volgens voorgeschreven voorschriften en protocollen.
- Draag je verantwoordelijkheid voor het uitvoeren van deze handeling en bewaak hierbij je grenzen. Wees zorgvuldig en controleer je eigen handelen.
- Registreer en rapporteer de gegevens over het toedienen van vloeistof via een centraal infuus volgens de geldende regels en richtlijnen.

 1 Wat ga je doen?

Bereid de opdracht voor.
- Is de opdracht duidelijk?
- Welke kennis heb je nodig?
- Welke richtlijnen en protocollen ga je gebruiken?
- Wat zijn je persoonlijke leerdoelen?

_____
_____
_____
_____
_____

 2 Voer de opdracht uit

Houd tijdens de uitvoering rekening met:
- het stimuleren van de zelfredzaamheid van de zorgvrager;
- de privacy en veiligheid van de zorgvrager;
- de observaties van de gezondheidstoestand;
- de emoties en gevoelens van de zorgvrager.

 3 Hoe ging het?

Kijk terug naar hoe je de opdracht hebt gedaan. Reflectievragen die je kunt stellen gaan over *jezelf* en *de ander* (de zorgvrager, naasten/mantelzorger, je collega enzovoort).
- Wat wilde je bereiken? Wat wilde de ander bereiken?
- Wat voelde je? Wat voelde de ander?
- Wat dacht je? Wat dacht de ander?
- Wat deed je? Wat deed de ander?

Hoe rond je de opdracht af? Voer je een gesprek met je begeleider en/of maak je een verslagje?

Opmerkingen van de deelnemer:

_____
_____
_____
_____
_____

Opmerkingen van de begeleider:

_____
_____
_____
_____
_____

4 Hoe nu verder?

Gebruik de competentiematrix bij deze opdracht om vast te stellen hoever je bent.
- Wil of moet je deze opdracht nog een keer doen?
- Aan welke onderdelen moet je nog werken?

_____
_____
_____
_____
_____

Competentiematrix

Opdracht 20: Vloeistoffen toedienen via een centraal infuus
Kerntaak 1: Bieden van verpleegkundige zorg en ondersteuning op basis van het verpleegplan
Resultaat: Het toedienen van vloeistoffen via een centraal infuus is op een professionele manier, volgens de wet- en regelgeving uitgevoerd. Bij het toedienen van vloeistoffen via een centraal infuus is rekening gehouden met de situatie en omstandigheden van de zorgvrager.

Competentie	Omschrijving	Criteria	Aan gewerkt	Behaald
A	Beslissen en activiteiten initiëren	Je neemt op tijd de nodige beslissingen.		
		Je neemt verantwoordelijkheid voor je beslissingen.		
		Je toont zelfvertrouwen in je beslissingen.		
		Je neemt initiatief binnen de wettelijke bevoegdheden.		
J	Formuleren en rapporteren	Je registreert nauwkeurig en volledig je handelingen.		
K	Vakdeskundigheid toepassen	Je kunt snel en precies rekenen en handelen.		
		Je kunt je snel en precies een beeld vormen van de toestand van de zorgvrager.		
L	Materialen en middelen inzetten	Je kiest de juiste materialen en middelen.		
		Je gebruikt de juiste materialen en hulpmiddelen.		
		Je gebruikt de materialen en hulpmiddelen effectief, vindingrijk, efficiënt en zorgvuldig.		
T	Instructies en procedures opvolgen	Je werkt volgens de veiligheidsvoorschriften, protocollen en richtlijnen.		
		Je controleert de handelingen.		
		Je werkt veilig met materialen en apparatuur.		
		Je werkt binnen wettelijke richtlijnen.		

Werkveld	Ziekenhuiszorg	Verpleeg- en verzorgingshuis	Thuiszorg	Geestelijke gezondheidszorg	Gehandicaptenzorg
Opdracht behaald	Ja / nee / nvt	Ja / nee / nvt	Ja / nee / nvt	Ja / nee / nvt	Ja / nee / nvt
Datum en paraaf begeleider					

Praktijkopdrachten voor kwalificatieniveau 4

21 Een infuuspomp en een spuitpomp bedienen

Inleiding

BIG Een infuuspomp is een kastje waarmee de vloeistof in de infuusslang wordt voortgestuwd. Een elektrisch oog registreert de druppelsnelheid en geeft een signaal af wanneer het aantal ingestelde druppels te hoog of te laag is. Een infuuspomp is dus heel geschikt wanneer de toediening van vloeistoffen (met medicijnen) erg nauw luistert. Een spuitpomp is een vergelijkbaar systeem, maar geschikt gemaakt voor bijvoorbeeld een heparinespuit die gelijkmatig kleine hoeveelheden heparine toedient. De bediening van beide pompen is een voorbehouden handeling volgens de Wet BIG. Zorg er dus altijd voor dat je duidelijk weet waar je mee bezig bent, wat de gevolgen kunnen zijn en op wie je kunt terugvallen.

Opdracht

- Bedien bij een zorgvrager de infuuspomp en bij een andere zorgvrager de spuitpomp.
- Geef de zorgvrager informatie over de uit te voeren handeling.
- Dien vloeistoffen en/of medicijnen toe via een infuuspomp.
- Dien medicijnen toe via een spuitpomp.
- Werk volgens voorgeschreven voorschriften en protocollen.
- Draag verantwoordelijkheid voor je eigen taken en bewaak hierbij je grenzen. Wees zorgvuldig en controleer je eigen handelen.
- Registreer en rapporteer de gegevens volgens de geldende regels en richtlijnen.

 1 Wat ga je doen?

Bereid de opdracht voor.
- Is de opdracht duidelijk?
- Welke kennis heb je nodig?
- Welke richtlijnen en protocollen ga je gebruiken?
- Wat zijn je persoonlijke leerdoelen?

_____
_____
_____
_____
_____
_____

 2 Voer de opdracht uit

Houd tijdens de uitvoering rekening met:
- het stimuleren van de zelfredzaamheid van de zorgvrager;
- de privacy en veiligheid van de zorgvrager;
- de observaties van de gezondheidstoestand;
- de emoties en gevoelens van de zorgvrager.

 3 Hoe ging het?

Kijk terug naar hoe je de opdracht hebt gedaan. Reflectievragen die je kunt stellen gaan over *jezelf* en *de ander* (de zorgvrager, naasten/mantelzorger, je collega enzovoort).
- Wat wilde je bereiken? Wat wilde de ander bereiken?
- Wat voelde je? Wat voelde de ander?
- Wat dacht je? Wat dacht de ander?
- Wat deed je? Wat deed de ander?

Hoe rond je de opdracht af? Voer je een gesprek met je begeleider en/of maak je een verslagje?

Opmerkingen van de deelnemer:

_____
_____
_____
_____
_____

Opmerkingen van de begeleider:

_____
_____
_____
_____
_____

4 Hoe nu verder?

Gebruik de competentiematrix bij deze opdracht om vast te stellen hoever je bent.
- Wil of moet je deze opdracht nog een keer doen?
- Aan welke onderdelen moet je nog werken?

_____
_____
_____
_____
_____

Competentiematrix

Opdracht 21: Een infuuspomp en een spuitpomp bedienen
Kerntaak 1: Bieden van verpleegkundige zorg en ondersteuning op basis van het verpleegplan
Resultaat: Het bedienen van een infuuspomp en spuitpomp is op een professionele manier, volgens de wet- en regelgeving uitgevoerd. Bij het bedienen van de infuuspomp en spuitpomp is rekening gehouden met de situatie en omstandigheden van de zorgvrager.

Competentie	Omschrijving	Criteria	Aan gewerkt	Behaald
A	Beslissen en activiteiten initiëren	Je neemt op tijd de nodige beslissingen.		
		Je neemt verantwoordelijkheid voor je beslissingen.		
		Je toont zelfvertrouwen in je beslissingen.		
		Je neemt initiatief binnen de wettelijke bevoegdheden.		
J	Formuleren en rapporteren	Je registreert nauwkeurig en volledig je handelingen.		
K	Vakdeskundigheid toepassen	Je kunt snel en precies rekenen en handelen.		
		Je kunt je snel en precies een beeld vormen van de toestand van de zorgvrager.		
L	Materialen en middelen inzetten	Je kiest de juiste materialen en middelen.		
		Je gebruikt de juiste materialen en hulpmiddelen.		
		Je gebruikt de materialen en hulpmiddelen effectief, vindingrijk, efficiënt en zorgvuldig.		
T	Instructies en procedures opvolgen	Je werkt volgens de veiligheidsvoorschriften, protocollen en richtlijnen.		
		Je controleert de handelingen.		
		Je werkt veilig met materialen en apparatuur.		
		Je werkt binnen wettelijke richtlijnen.		

Werkveld	Ziekenhuiszorg	Verpleeg- en verzorgingshuis	Thuiszorg	Geestelijke gezondheidszorg	Gehandicaptenzorg
Opdracht behaald	Ja / nee / nvt	Ja / nee / nvt	Ja / nee / nvt	Ja / nee / nvt	Ja / nee / nvt
Datum en paraaf begeleider					

Praktijkopdrachten voor kwalificatieniveau 4

22 Een transfusie uitvoeren

Inleiding

Er worden hoge eisen gesteld aan een transfusie van bloed en bloedproducten. Wanneer verkeerde vloeistoffen worden toegediend, kan dat ernstige en zelfs levensbedreigende gevolgen hebben. Zowel het product als de zorgvrager moeten goed gecontroleerd te worden.

Uit angst om een ernstige besmettelijke ziekte op te lopen, ervaren sommige zorgvragers het als bedreigend om bloed of bloedproducten van een ander toegediend te krijgen, ook als dit hun leven kan redden. Daarnaast zijn er zorgvragers die op grond van hun geloofs- of culturele overtuiging moeite met een transfusie hebben en deze zelfs weigeren. Hiermee zul je als verpleegkundige moeten kunnen omgaan.

Opdracht

- Informeer de zorgvrager over het toedienen van een transfusie en ga na of je informatie voldoende duidelijk is.
- Werk volgens de voorgeschreven voorschriften en protocollen.
- Voer bij een zorgvrager een transfusie uit.
- Laat in je handelen zien dat je respectvol omgaat met de beleving van de zorgvrager bij het krijgen van de transfusie.
- Draag verantwoordelijkheid voor uitvoeren van de transfusie en bewaak hierbij je grenzen.
  Wees zorgvuldig en controleer je eigen handelen.
- Registreer en rapporteer de gegevens over de transfusie volgens de geldende regels en wettelijke richtlijnen.

1 Wat ga je doen?

Bereid de opdracht voor.
- Is de opdracht duidelijk?
- Welke kennis heb je nodig?
- Welke richtlijnen en protocollen ga je gebruiken?
- Wat zijn je persoonlijke leerdoelen?

_____
_____
_____
_____
_____

2 Voer de opdracht uit

Houd tijdens de uitvoering rekening met:
- het stimuleren van de zelfredzaamheid van de zorgvrager;
- de privacy en veiligheid van de zorgvrager;
- de observaties van de gezondheidstoestand;
- de emoties en gevoelens van de zorgvrager.

3 Hoe ging het?

Kijk terug naar hoe je de opdracht hebt gedaan. Reflectievragen die je kunt stellen gaan over *jezelf* en *de ander* (de zorgvrager, naasten/mantelzorger, je collega enzovoort).
- Wat wilde je bereiken? Wat wilde de ander bereiken?
- Wat voelde je? Wat voelde de ander?
- Wat dacht je? Wat dacht de ander?
- Wat deed je? Wat deed de ander?

Hoe rond je de opdracht af? Voer je een gesprek met je begeleider en/of maak je een verslagje?

Opmerkingen van de deelnemer:

_____
_____
_____
_____
_____

Opmerkingen van de begeleider:

_____
_____
_____
_____
_____
_____

4 Hoe nu verder?

Gebruik de competentiematrix bij deze opdracht om vast te stellen hoever je bent.
- Wil of moet je deze opdracht nog een keer doen?
- Aan welke onderdelen moet je nog werken?

_____
_____
_____
_____
_____

Competentiematrix

Opdracht 22: Een transfusie uitvoeren
Kerntaak 1: Bieden van verpleegkundige zorg en ondersteuning op basis van het verpleegplan
Resultaat: De transfusie is op een professionele manier, volgens de wet- en regelgeving uitgevoerd. Bij het uitvoeren van de transfusie is rekening gehouden met de situatie en omstandigheden van de zorgvrager.

Competentie	Omschrijving	Criteria	Aan gewerkt	Behaald
A	Beslissen en activiteiten initiëren	Je neemt op tijd de nodige beslissingen.		
		Je neemt verantwoordelijkheid voor je beslissingen.		
		Je toont zelfvertrouwen in je beslissingen.		
		Je neemt initiatief binnen de wettelijke bevoegdheden.		
J	Formuleren en rapporteren	Je registreert nauwkeurig en volledig je handelingen.		
K	Vakdeskundigheid toepassen	Je kunt snel en precies rekenen en handelen.		
		Je kunt je snel en precies een beeld vormen van de toestand van de zorgvrager.		
L	Materialen en middelen inzetten	Je kiest de juiste materialen en middelen.		
		Je gebruikt de juiste materialen en hulpmiddelen.		
		Je gebruikt de materialen en hulpmiddelen effectief, vindingrijk, efficiënt en zorgvuldig.		
T	Instructies en procedures opvolgen	Je werkt volgens de veiligheidsvoorschriften, protocollen en richtlijnen.		
		Je controleert de handelingen.		
		Je werkt veilig met materialen en apparatuur.		
		Je werkt binnen wettelijke richtlijnen.		

Werkveld	Ziekenhuiszorg	Verpleeg- en verzorgingshuis	Thuiszorg	Geestelijke gezondheidszorg	Gehandicaptenzorg
Opdracht behaald	Ja / nee / nvt	Ja / nee / nvt	Ja / nee / nvt	Ja / nee / nvt	Ja / nee / nvt
Datum en paraaf begeleider					

Praktijkopdrachten voor kwalificatieniveau 4

23 Rode wonden en smetten verzorgen

Inleiding

Ondanks alle voorzorgsmaatregelen kan het voorkomen dat je een zorgvrager met decubitus of smetten moet verzorgen. Afhankelijk van de oorzaak moet je verschillende maatregelen nemen om het proces tot stilstand te brengen en genezing te bevorderen. Maar wat de oorzaak ook is, altijd is het belangrijk dat je preventiemaatregelen onverminderd blijft toepassen.
Alle wonden, zeker decubituswonden, kunnen veel last en ongemak veroorzaken. Als een wond rood is, is het belangrijk om ervoor te zorgen dat de wond niet de kans krijgt om in conditie achteruit te gaan: een rode wond is immers de meest 'gunstige wond', is niet geïnfecteerd en geneest snel bij een goede verzorging.

Opdracht

- Informeer de zorgvrager over de zorg die je gaat verlenen.
- Verzorg een zorgvrager met rode wond(en) en/of smetten gedurende drie dagen aaneen.
- Maak zorgvuldig gebruik van de juiste materialen en hulpmiddelen voor het verzorgen van de rode wond(en) en smetten van de zorgvrager.
- Laat zien dat je in staat bent om met de afhankelijkheid van de zorgvrager om te gaan.
- Registreer en rapporteer volgens de geldende regels en richtlijnen.

 1 Wat ga je doen?

Bereid de opdracht voor.
- Is de opdracht duidelijk?
- Welke kennis heb je nodig?
- Welke richtlijnen en protocollen ga je gebruiken?
- Wat zijn je persoonlijke leerdoelen?

_____
_____
_____
_____
_____

 2 Voer de opdracht uit

Houd tijdens de uitvoering rekening met:
- het stimuleren van de zelfredzaamheid van de zorgvrager;
- de privacy en veiligheid van de zorgvrager;
- de observaties van de gezondheidstoestand;
- de emoties en gevoelens van de zorgvrager.

 3 Hoe ging het?

Kijk terug naar hoe je de opdracht hebt gedaan. Reflectievragen die je kunt stellen gaan over *jezelf* en *de ander* (de zorgvrager, naasten/mantelzorger, je collega enzovoort).
- Wat wilde je bereiken? Wat wilde de ander bereiken?
- Wat voelde je? Wat voelde de ander?
- Wat dacht je? Wat dacht de ander?
- Wat deed je? Wat deed de ander?

Hoe rond je de opdracht af? Voer je een gesprek met je begeleider en/of maak je een verslagje?

Opmerkingen van de deelnemer:

_____
_____
_____
_____
_____

Opmerkingen van de begeleider:

_____
_____
_____
_____
_____

4   Hoe nu verder?

Gebruik de competentiematrix bij deze opdracht om vast te stellen hoever je bent.
- Wil of moet je deze opdracht nog een keer doen?
- Aan welke onderdelen moet je nog werken?

_____
_____
_____
_____

Praktijkopdrachten voor kwalificatieniveau 4

Competentiematrix

Opdracht 23: Rode wonden en smetten verzorgen
Kerntaak 1: Bieden van verpleegkundige zorg en ondersteuning op basis van het verpleegplan
Resultaat: Het verzorgen van rode wonden en smetten is op een professionele manier, volgens de wet- en regelgeving uitgevoerd. Bij het verzorgen van rode wonden en smetten is rekening gehouden met de situatie en omstandigheden van de zorgvrager.

Compe-tentie	Omschrijving	Criteria	Aan gewerkt	Behaald
A	Beslissen en activiteiten initiëren	Je neemt op tijd de nodige beslissingen.		
		Je neemt verantwoordelijkheid voor je beslissingen.		
		Je toont zelfvertrouwen in je beslissingen.		
		Je neemt initiatief binnen de wettelijke bevoegdheden.		
J	Formuleren en rapporteren	Je registreert nauwkeurig en volledig je handelingen.		
K	Vakdeskundigheid toepassen	Je kunt snel en precies handelen.		
		Je kunt je snel en precies een beeld vormen van de toestand van de zorgvrager.		
L	Materialen en middelen inzetten	Je kiest de juiste materialen en middelen.		
		Je gebruikt de juiste materialen en hulpmiddelen.		
		Je gebruikt de materialen en hulpmiddelen effectief, vindingrijk, efficiënt en zorgvuldig.		
T	Instructies en procedures opvolgen	Je werkt volgens de veiligheidsvoorschriften, protocollen en richtlijnen.		
		Je controleert de handelingen.		
		Je werkt veilig met materialen en apparatuur.		
		Je werkt binnen de wettelijke richtlijnen.		

Werkveld	Ziekenhuiszorg	Verpleeg- en verzorgingshuis	Thuiszorg	Geestelijke gezondheidszorg	Gehandicaptenzorg
Opdracht behaald	Ja / nee / nvt	Ja / nee / nvt	Ja / nee / nvt	Ja / nee / nvt	Ja / nee / nvt
Datum en paraaf begeleider					

Praktijkopdrachten voor kwalificatieniveau 4

24 Gele wonden verzorgen

Inleiding

Het lukt niet altijd om een rode wond in een goede conditie te houden. Als de wond geïnfecteerd raakt, zal het uiterlijk ervan veranderen: je ziet geel wondbeslag, dat bestaat uit bacteriën en pus. Een dergelijke wond verdient aandacht en de behandeling is er in de eerste plaats op gericht om de infectie te doen verdwijnen: deze staat de wondgenezing namelijk in de weg. Een gele wond is, net als een rode, vaak pijnlijk.

Naast de directe wondverzorging is het erg belangrijk om aandacht te hebben voor de zorgvrager als mens. Probeer zijn klachten en ongemak als gevolg van de wond zoveel mogelijk te verlichten.

Opdracht

- Informeer de zorgvrager over de verzorging van de wond.
- Verzorg drie dagen een gele (decubitus)wond van de zorgvrager.
- Laat zien dat je in staat bent om met de afhankelijkheid van de zorgvrager om te gaan.
- Draag je verantwoordelijkheid voor je eigen taken en bewaak hierbij je grenzen. Wees zorgvuldig en controleer je eigen handelen.
- Registreer en rapporteer volgens de geldende regels en richtlijnen.

1 Wat ga je doen?

Bereid de opdracht voor.
- Is de opdracht duidelijk?
- Welke kennis heb je nodig?
- Welke richtlijnen en protocollen ga je gebruiken?
- Wat zijn je persoonlijke leerdoelen?

_____
_____
_____
_____
_____

2 Voer de opdracht uit

Houd tijdens de uitvoering rekening met:
- het stimuleren van de zelfredzaamheid van de zorgvrager;
- de privacy en veiligheid van de zorgvrager;
- de observaties van de gezondheidstoestand;
- de emoties en gevoelens van de zorgvrager.

3 Hoe ging het?

Kijk terug naar hoe je de opdracht hebt gedaan. Reflectievragen die je kunt stellen gaan over *jezelf* en *de ander* (de zorgvrager, naasten/mantelzorger, je collega enzovoort).
- Wat wilde je bereiken? Wat wilde de ander bereiken?
- Wat voelde je? Wat voelde de ander?
- Wat dacht je? Wat dacht de ander?
- Wat deed je? Wat deed de ander?

Hoe rond je de opdracht af? Voer je een gesprek met je begeleider en/of maak je een verslagje?

Opmerkingen van de deelnemer:

_____
_____
_____
_____
_____

Opmerkingen van de begeleider:

_____
_____
_____
_____
_____
_____

4 Hoe nu verder?

Gebruik de competentiematrix bij deze opdracht om vast te stellen hoever je bent.
- Wil of moet je deze opdracht nog een keer doen?
- Aan welke onderdelen moet je nog werken?

_____
_____
_____
_____
_____

Praktijkopdrachten voor kwalificatieniveau 4

Competentiematrix

Opdracht 24: Gele wonden verzorgen
Kerntaak 1: Bieden van verpleegkundige zorg en ondersteuning op basis van het verpleegplan
Resultaat: Het verzorgen van een gele wond is op een professionele manier, volgens de wet- en regelgeving uitgevoerd.
Bij de verzorging van de gele wond is rekening gehouden met de situatie en omstandigheden van de zorgvrager.

Compe-tentie	Omschrijving	Criteria	Aan gewerkt	Behaald
A	Beslissen en activiteiten initiëren	Je neemt op tijd de nodige beslissingen.		
		Je neemt verantwoordelijkheid voor je beslissingen.		
		Je toont zelfvertrouwen in je beslissingen.		
		Je neemt initiatief binnen de wettelijke bevoegdheden.		
J	Formuleren en rapporteren	Je registreert nauwkeurig en volledig je handelingen.		
K	Vakdeskundigheid toepassen	Je kunt snel en precies handelen.		
		Je kunt je snel en precies een beeld vormen van de toestand van de zorgvrager.		
L	Materialen en middelen inzetten	Je kiest de juiste materialen en middelen.		
		Je gebruikt de juiste materialen en hulpmiddelen.		
		Je gebruikt de materialen en hulpmiddelen effectief, vindingrijk, efficiënt en zorgvuldig.		
T	Instructies en procedures opvolgen	Je werkt volgens de veiligheidsvoorschriften, protocollen en richtlijnen.		
		Je controleert de handelingen.		
		Je werkt veilig met materialen en apparatuur.		
		Je werkt binnen wettelijke richtlijnen.		

Werkveld	Ziekenhuiszorg	Verpleeg- en verzorgingshuis	Thuiszorg	Geestelijke gezondheidszorg	Gehandicaptenzorg
Opdracht behaald	Ja / nee / nvt	Ja / nee / nvt	Ja / nee / nvt	Ja / nee / nvt	Ja / nee / nvt
Datum en paraaf begeleider					

Praktijkopdrachten voor kwalificatieniveau 4

25 Zwarte wonden verzorgen

Inleiding

Al een wond plotseling zwart wordt, moet je onmiddellijk en adequaat ingrijpen. Zwarte wonden bevatten necrotisch weefsel. Deze necrose heeft verschillende oorzaken; je kent misschien wel de necrotiserende decubituswond. Necrose wil zeggen 'dood weefsel'. Het is een voedingsbodem voor bacteriën. Een wond kan niet genezen zolang er zich necrotisch weefsel in bevindt. Daarnaast kan de wond een onaangename geur verspreiden. Zowel voor de zorgvrager als de verpleegkundige kan dit moeilijk zijn. Necrotisch weefsel wordt door een arts verwijderd en vervolgens kan er een therapie afgesproken worden. Als verpleegkundige laat je zien dat je hier op een professionele manier mee om kunt gaan.

Opdracht

- Informeer de zorgvrager over de verzorging van de wond.
- Verzorg de wond en begeleid hierbij de zorgvrager.
- Maak gebruik van de juiste materialen en hulpmiddelen voor het verzorgen van de zwarte (decubitus)wond.
- Laat zien dat je in staat bent om met de afhankelijkheid van de zorgvrager om te gaan.
- Draag je verantwoordelijkheid voor je eigen taken en bewaak hierbij je grenzen. Wees zorgvuldig en controleer je eigen handelen.
- Registreer en rapporteer volgens de geldende regels en richtlijnen.

1 Wat ga je doen?

Bereid de opdracht voor.
- Is de opdracht duidelijk?
- Welke kennis heb je nodig?
- Welke richtlijnen en protocollen ga je gebruiken?
- Wat zijn je persoonlijke leerdoelen?

_____
_____
_____
_____
_____

2 Voer de opdracht uit

Houd tijdens de uitvoering rekening met:
- het stimuleren van de zelfredzaamheid van de zorgvrager;
- de privacy en veiligheid van de zorgvrager;
- de observaties van de gezondheidstoestand;
- de emoties en gevoelens van de zorgvrager.

3 Hoe ging het?

Kijk terug naar hoe je de opdracht hebt gedaan. Reflectievragen die je kunt stellen gaan over *jezelf* en *de ander* (de zorgvrager, naasten/mantelzorger, je collega enzovoort).
- Wat wilde je bereiken? Wat wilde de ander bereiken?
- Wat voelde je? Wat voelde de ander?
- Wat dacht je? Wat dacht de ander?
- Wat deed je? Wat deed de ander?

Hoe rond je de opdracht af? Voer je een gesprek met je begeleider en/of maak je een verslagje?

Opmerkingen van de deelnemer:

_____
_____
_____
_____
_____

Opmerkingen van de begeleider:

_____
_____
_____
_____
_____

4 Hoe nu verder?

Gebruik de competentiematrix bij deze opdracht om vast te stellen hoever je bent.
- Wil of moet je deze opdracht nog een keer doen?
- Aan welke onderdelen moet je nog werken?

_____
_____
_____
_____

Praktijkopdrachten voor kwalificatieniveau 4

Competentiematrix

Opdracht 25: Zwarte wonden verzorgen
Kerntaak 1: Bieden van verpleegkundige zorg en ondersteuning op basis van het verpleegplan
Resultaat: Het verzorgen van een zwarte wond is op een professionele manier, volgens de wet- en regelgeving uitgevoerd. Bij het verzorgen van de zwarte wond is rekening gehouden met de situatie en omstandigheden van de zorgvrager.

Compe-tentie	Omschrijving	Criteria	Aan gewerkt	Behaald
A	Beslissen en activiteiten initiëren	Je neemt op tijd de nodige beslissingen.		
		Je neemt verantwoordelijkheid voor je beslissingen.		
		Je toont zelfvertrouwen in je beslissingen.		
		Je neemt initiatief binnen de wettelijke bevoegdheden.		
J	Formuleren en rapporteren	Je registreert nauwkeurig en volledig je handelingen.		
K	Vakdeskundigheid toepassen	Je kunt snel en precies handelen.		
		Je kunt je snel en precies een beeld vormen van de toestand van de zorgvrager.		
L	Materialen en middelen inzetten	Je kiest de juiste materialen en middelen.		
		Je gebruikt de juiste materialen en hulpmiddelen.		
		Je gebruikt de materialen en hulpmiddelen effectief, vindingrijk, efficiënt en zorgvuldig.		
T	Instructies en procedures opvolgen	Je werkt volgens de veiligheidsvoorschriften, protocollen en richtlijnen.		
		Je controleert de handelingen.		
		Je werkt veilig met materialen en apparatuur.		
		Je werkt binnen de wettelijke richtlijnen.		

Werkveld	Ziekenhuiszorg	Verpleeg- en verzorgingshuis	Thuiszorg	Geestelijke gezondheidszorg	Gehandicaptenzorg
Opdracht behaald	Ja / nee / nvt	Ja / nee / nvt	Ja / nee / nvt	Ja / nee / nvt	Ja / nee / nvt
Datum en paraaf begeleider					

Praktijkopdrachten voor kwalificatieniveau 4

26 Zwachteltechnieken toepassen

Inleiding

Er bestaan verschillende zwachteltechnieken en deze worden voor verschillende doeleinden gebruikt. Zwachteltechnieken worden vaak toegepast bij de verzorging van een open been. Een open been ('ulcus cruris') is een kwetsbaar lichaamsdeel dat beschermd moet worden tegen invloeden van buitenaf, zoals vuil en stoten. Het inzwachtelen van het onderbeen geeft bescherming en helpt bovendien oedeem te voorkomen of te verminderen. Dit verbetert de doorbloeding. In dit geval wordt een speciale zwachteltechniek toegepast: de compressietherapie. Geef de zorgvrager begeleiding en probeer de zelfstandigheid van de zorgvrager te bevorderen.

Opdracht

- Pas de juiste zwachteltechniek toe en ondersteun de zorgvrager. Werk volgens protocol en voorschriften van de instelling.
- Laat zien dat je in staat bent om gewoonten en wensen van de zorgvrager te respecteren en hier rekening mee te houden.
- Maak gebruik van de juiste materialen en hulpmiddelen.
- Draag je verantwoordelijkheid voor je eigen taken en bewaak hierbij je grenzen. Wees zorgvuldig en controleer je eigen handelen.
- Registreer en rapporteer volgens de geldende regels en voorschriften.

 1 Wat ga je doen?

Bereid de opdracht voor.
- Is de opdracht duidelijk?
- Welke kennis heb je nodig?
- Welke richtlijnen en protocollen ga je gebruiken?
- Wat zijn je persoonlijke leerdoelen?

_____
_____
_____
_____
_____

2 Voer de opdracht uit

Houd tijdens de uitvoering rekening met:
- het stimuleren van de zelfredzaamheid van de zorgvrager;
- de privacy en veiligheid van de zorgvrager;
- de observaties van de gezondheidstoestand;
- de emoties en gevoelens van de zorgvrager.

 3 Hoe ging het?

Kijk terug naar hoe je de opdracht hebt gedaan. Reflectievragen die je kunt stellen gaan over *jezelf* en *de ander* (de zorgvrager, naasten/mantelzorger, je collega enzovoort).
- Wat wilde je bereiken? Wat wilde de ander bereiken?
- Wat voelde je? Wat voelde de ander?
- Wat dacht je? Wat dacht de ander?
- Wat deed je? Wat deed de ander?

Hoe rond je de opdracht af? Voer je een gesprek met je begeleider en/of maak je een verslagje?

Opmerkingen van de deelnemer:

_____
_____
_____
_____
_____

Opmerkingen van de begeleider:

_____
_____
_____
_____
_____

4 Hoe nu verder?

Gebruik de competentiematrix bij deze opdracht om vast te stellen hoever je bent.
- Wil of moet je deze opdracht nog een keer doen?
- Aan welke onderdelen moet je nog werken?

_____
_____
_____
_____
_____

Competentiematrix

Opdracht 26: Zwachteltechnieken toepassen
Kerntaak 1: Bieden van verpleegkundige zorg en ondersteuning op basis van het verpleegplan
Resultaat: De techniek van het zwachtelen is op een professionele manier, volgens de wet- en regelgeving uitgevoerd. Bij het toepassen van de zwachteltechniek is rekening gehouden met de situatie en omstandigheden van de zorgvrager.

Compe-tentie	Omschrijving	Criteria	Aan gewerkt	Behaald
A	Beslissen en activiteiten initiëren	Je neemt op tijd de nodige beslissingen.		
		Je neemt verantwoordelijkheid voor je beslissingen.		
		Je toont zelfvertrouwen in je beslissingen.		
		Je neemt initiatief binnen de wettelijke bevoegdheden.		
J	Formuleren en rapporteren	Je registreert nauwkeurig en volledig je handelingen.		
K	Vakdeskundigheid toepassen	Je kunt snel en precies handelen.		
		Je kunt je snel en precies een beeld vormen van de toestand van de zorgvrager.		
L	Materialen en middelen inzetten	Je kiest de juiste materialen en middelen.		
		Je gebruikt de juiste materialen en hulpmiddelen.		
		Je gebruikt de materialen en hulpmiddelen effectief, vindingrijk, efficiënt en zorgvuldig.		
T	Instructies en procedures opvolgen	Je werkt volgens de veiligheidsvoorschriften, protocollen en richtlijnen.		
		Je controleert de handelingen.		
		Je werkt veilig met materialen en apparatuur.		
		Je werkt binnen wettelijke richtlijnen.		

Werkveld	Ziekenhuiszorg	Verpleeg- en verzorgingshuis	Thuiszorg	Geestelijke gezondheidszorg	Gehandicapten-zorg
Opdracht behaald	Ja / nee / nvt	Ja / nee / nvt	Ja / nee / nvt	Ja / nee / nvt	Ja / nee / nvt
Datum en paraaf begeleider					

Praktijkopdrachten voor kwalificatieniveau 4

27 Wonden met hechtingen verzorgen en hechtingen verwijderen

Inleiding

Ieder mens heeft wel eens een wond en voor iedereen heeft een wond een andere betekenis. Niet zelden leidt het hebben van een wond tot bewustwording van de kwetsbaarheid van het eigen lichaam. Er zijn verschillende soorten wonden.

Bij deze opdracht verzorg je een wond met hechtingen en ga je hechtingen verwijderen. Ga voor het verwijderen van het hechtmateriaal na welke techniek van hechten is gebruikt. Het hechten van wonden kan namelijk op verschillende manieren gebeuren. Ook wordt steeds vaker gebruikgemaakt van zelfoplossend hechtmateriaal.

Opdracht

- Geef de zorgvrager voorlichting over de handeling en begeleid de zorgvrager tijdens en na het verzorgen van de wond met hechtingen en bij het verwijderen van de hechtingen.
- Verzorg bij een zorgvrager een wond met hechtingen.
- Verwijder hechtingen bij een zorgvrager.
- Maak gebruik van de juiste materialen en hulpmiddelen. Werk hierbij volgens de protocollen en richtlijnen van de instelling.
- Registreer en rapporteer volgens de geldende regels en voorschriften.

1 Wat ga je doen?

Bereid de opdracht voor.
- Is de opdracht duidelijk?
- Welke kennis heb je nodig?
- Welke richtlijnen en protocollen ga je gebruiken?
- Wat zijn je persoonlijke leerdoelen?

_____
_____
_____
_____
_____

2 Voer de opdracht uit

Houd tijdens de uitvoering rekening met:
- het stimuleren van de zelfredzaamheid van de zorgvrager;
- de privacy en veiligheid van de zorgvrager;
- de observaties van de gezondheidstoestand;
- de emoties en gevoelens van de zorgvrager.

3 Hoe ging het?

Kijk terug naar hoe je de opdracht hebt gedaan. Reflectievragen die je kunt stellen gaan over *jezelf* en *de ander* (de zorgvrager, naasten/mantelzorger, je collega enzovoort).
- Wat wilde je bereiken? Wat wilde de ander bereiken?
- Wat voelde je? Wat voelde de ander?
- Wat dacht je? Wat dacht de ander?
- Wat deed je? Wat deed de ander?

Hoe rond je de opdracht af? Voer je een gesprek met je begeleider en/of maak je een verslagje?

Opmerkingen van de deelnemer:

_____
_____
_____
_____
_____

Opmerkingen van de begeleider:

_____
_____
_____
_____
_____

4 Hoe nu verder?

Gebruik de competentiematrix bij deze opdracht om vast te stellen hoever je bent.
- Wil of moet je deze opdracht nog een keer doen?
- Aan welke onderdelen moet je nog werken?

_____
_____
_____
_____
_____

Praktijkopdrachten voor kwalificatieniveau 4

Competentiematrix

Opdracht 27: Wonden met hechtingen verzorgen en hechtingen verwijderen
Kerntaak 1: Bieden van verpleegkundige zorg en ondersteuning op basis van het verpleegplan
Resultaat: Het verzorgen van wonden met hechtingen en het verwijderen van hechtingen is op een professionele manier, volgens de wet- en regelgeving uitgevoerd. Bij het verzorgen van wonden met hechtingen en het verwijderen van hechtingen is rekening gehouden met de situatie en omstandigheden van de zorgvrager.

Compe-tentie	Omschrijving	Criteria	Aan gewerkt	Behaald
A	Beslissen en activiteiten initiëren	Je neemt op tijd de nodige beslissingen.		
		Je neemt verantwoordelijkheid voor je beslissingen.		
		Je toont zelfvertrouwen in je beslissingen.		
		Je neemt initiatief binnen de wettelijke bevoegdheden.		
J	Formuleren en rapporteren	Je registreert nauwkeurig en volledig je handelingen.		
K	Vakdeskundigheid toepassen	Je kunt snel en precies handelen.		
		Je kunt je snel en precies een beeld vormen van de toestand van de zorgvrager.		
L	Materialen en middelen inzetten	Je kiest de juiste materialen en middelen.		
		Je gebruikt de juiste materialen en hulpmiddelen.		
		Je gebruikt de materialen en hulpmiddelen effectief, vindingrijk, efficiënt en zorgvuldig.		
T	Instructies en procedures opvolgen	Je werkt volgens de veiligheidsvoorschriften, protocollen en richtlijnen.		
		Je controleert de handelingen.		
		Je werkt veilig met materialen en apparatuur.		
		Je werkt binnen wettelijke richtlijnen.		

Werkveld	Ziekenhuiszorg	Verpleeg- en verzorgingshuis	Thuiszorg	Geestelijke gezondheidszorg	Gehandicapten-zorg
Opdracht behaald	Ja / nee / nvt	Ja / nee / nvt	Ja / nee / nvt	Ja / nee / nvt	Ja / nee / nvt
Datum en paraaf begeleider					

Praktijkopdrachten voor kwalificatieniveau 4

28 Wonden met tampons verzorgen en tampons verwijderen

Inleiding

Soms vragen grote en diepe wonden extra aandacht bij de verzorging. Het verzorgen van dergelijke wonden kan voor een zorgvrager zowel lichamelijk als emotioneel een grote belasting zijn. Het genezingsproces van een diepe of grote wond gaat trager dan van een oppervlakkige wond. Dat brengt met zich mee dat de wond vaker wordt verzorgd. Als verpleegkundige geef je aan de zorgvrager voorlichting, instructie en begeleiding.

Opdracht

- Informeer de zorgvrager over de te verlenen zorg.
- Verzorg een wond met tampons en begeleid de zorgvrager tijdens de wondverzorging.
- Verwijder een tampon uit een wond.
- Maak gebruik van de juiste materialen en hulpmiddelen. Werk hierbij volgens de protocollen en richtlijnen van de instelling.
- Draag je verantwoordelijkheid voor je eigen taken en bewaak je grenzen hierbij. Wees zorgvuldig en controleer je eigen handelen.
- Registreer en rapporteer volgens de geldende regels en voorschriften.

 1 Wat ga je doen?

Bereid de opdracht voor.
- Is de opdracht duidelijk?
- Welke kennis heb je nodig?
- Welke richtlijnen en protocollen ga je gebruiken?
- Wat zijn je persoonlijke leerdoelen?

_____
_____
_____
_____
_____

 2 Voer de opdracht uit

Houd tijdens de uitvoering rekening met:
- het stimuleren van de zelfredzaamheid van de zorgvrager;
- de privacy en veiligheid van de zorgvrager;
- de observaties van de gezondheidstoestand;
- de emoties en gevoelens van de zorgvrager.

 3 Hoe ging het?

Kijk terug naar hoe je de opdracht hebt gedaan. Reflectievragen die je kan stellen gaan over *jezelf* en *de ander* (de zorgvrager, naasten/mantelzorger, je collega enzovoort).
- Wat wilde je bereiken? Wat wilde de ander bereiken?
- Wat voelde je? Wat voelde de ander?
- Wat dacht je? Wat dacht de ander?
- Wat deed je? Wat deed de ander?

Hoe rond je de opdracht af? Een gesprek met je begeleider en/of een verslagje?

Opmerkingen van de deelnemer:

_____
_____
_____
_____
_____

Opmerkingen van de begeleider:

_____
_____
_____
_____
_____

4 En hoe nu verder?

Gebruik de competentiematrix bij deze opdracht om vast te stellen hoever je bent.
– Wil of moet je deze opdracht nog een keer doen?
– Aan welke onderdelen moet je nog werken?

_____
_____
_____
_____
_____

Praktijkopdrachten voor kwalificatieniveau 4

Competentiematrix

Opdracht 28: Wonden met tampons verzorgen en tampons verwijderen
Kerntaak 1: Bieden van verpleegkundige zorg en ondersteuning op basis van het verpleegplan
Resultaat: Het verzorgen van wonden met tampons en verwijderen van tampons is op een professionele manier, volgens de wet- en regelgeving uitgevoerd. Bij het verzorgen van wonden met tampons en verwijderen van tampons is rekening gehouden met de situatie en omstandigheden van de zorgvrager.

Competentie	Omschrijving	Criteria	Aan gewerkt	Behaald
A	Beslissen en activiteiten initiëren	Je neemt op tijd de nodige beslissingen.		
		Je neemt verantwoordelijkheid voor je beslissingen.		
		Je toont zelfvertrouwen in je beslissingen.		
		Je neemt initiatief binnen de wettelijke bevoegdheden.		
J	Formuleren en rapporteren	Je registreert nauwkeurig en volledig je handelingen.		
K	Vakdeskundigheid toepassen	Je kunt snel en precies handelen.		
		Je kunt je snel en precies een beeld vormen van de toestand van de zorgvrager.		
L	Materialen en middelen inzetten	Je kiest de juiste materialen en middelen.		
		Je gebruikt de juiste materialen en hulpmiddelen.		
		Je gebruikt de materialen en hulpmiddelen effectief, vindingrijk, efficiënt en zorgvuldig.		
T	Instructies en procedures opvolgen	Je werkt volgens de veiligheidsvoorschriften, protocollen en richtlijnen.		
		Je controleert de handelingen.		
		Je werkt veilig met materialen en apparatuur.		
		Je werkt binnen wettelijke richtlijnen.		

Werkveld	Ziekenhuiszorg	Verpleeg- en verzorgingshuis	Thuiszorg	Geestelijke gezondheidszorg	Gehandicaptenzorg
Opdracht behaald	Ja / nee / nvt	Ja / nee / nvt	Ja / nee / nvt	Ja / nee / nvt	Ja / nee / nvt
Datum en paraaf begeleider					

Praktijkopdrachten voor kwalificatieniveau 4

29 Wonddrains verzorgen en wonddrains verwijderen

Inleiding

Een zorgvrager met een wonddrain kan zich ziek voelen en belemmerd in zijn bewegingsvrijheid. Hij heeft een 'slangetje' in zijn lichaam zitten, een voorwerp dat er niet in thuishoort. Dat kan grote invloed hebben op de zorgvrager. Van jou wordt verwacht dat je behalve verpleegtechnische zorg ook psychische begeleiding kunt geven als de zorgvrager dat nodig heeft.

Het verwijderen van een wonddrain kan pijnlijk zijn; daarom moet je rekening houden met de reactie van de zorgvrager. Daarnaast dien je nazorg te verlenen na het verwijderen van de drain.

Opdracht

- Geef de zorgvrager informatie over de handeling en begeleid hem tijdens en na het verzorgen of verwijderen van de wonddrain.
- Verzorg bij enkele zorgvragers een wond met drain(s).
- Verwijder bij een zorgvrager een (of meerdere) wonddrain(s).
- Laat zien dat je met de afhankelijkheid van de zorgvrager om kunt gaan.
- Draag je verantwoordelijkheid voor je eigen taken en bewaak je grenzen. Wees zorgvuldig en controleer je eigen handelen.
- Registreer en rapporteer de gegevens volgens de geldende regels en richtlijnen.

1 Wat ga je doen?

Bereid de opdracht voor.
- Is de opdracht duidelijk?
- Welke kennis heb je nodig?
- Welke richtlijnen en protocollen ga je gebruiken?
- Wat zijn je persoonlijke leerdoelen?

___

___

___

___

___

2 Voer de opdracht uit

Houd tijdens de uitvoering rekening met:
- het stimuleren van de zelfredzaamheid van de zorgvrager;
- de privacy en veiligheid van de zorgvrager;
- de observaties van de gezondheidstoestand;
- de emoties en gevoelens van de zorgvrager.

3 Hoe ging het?

Kijk terug naar hoe je de opdracht hebt gedaan. Reflectievragen die je kan stellen gaan over *jezelf* en *de ander* (de zorgvrager, naasten/mantelzorger, je collega enzovoort).
- Wat wilde je bereiken? Wat wilde de ander bereiken?
- Wat voelde je? Wat voelde de ander?
- Wat dacht je? Wat dacht de ander?
- Wat deed je? Wat deed de ander?

Hoe rond je de opdracht af? Een gesprek met je begeleider en/of een verslagje?

Opmerkingen van de deelnemer:

_____
_____
_____
_____
_____

Opmerkingen van de begeleider:

_____
_____
_____
_____
_____

4 En hoe nu verder?

Gebruik de competentiematrix bij deze opdracht om vast te stellen hoever je bent.
- Wil of moet je deze opdracht nog een keer doen?
- Aan welke onderdelen moet je nog werken?

_____
_____
_____
_____
_____

Competentiematrix

Opdracht 29: Wonddrains verzorgen en wonddrains verwijderen
Kerntaak 1: Bieden van verpleegkundige zorg en ondersteuning op basis van het verpleegplan
Resultaat: Het verzorgen en verwijderen van wonddrains is een professionele manier, volgens de wet- en regelgeving uitgevoerd. Bij het verzorgen en verwijderen van wonddrains is rekening gehouden met de situatie en omstandigheden van de zorgvrager.

Competentie	Omschrijving	Criteria	Aan gewerkt	Behaald
A	Beslissen en activiteiten initiëren	Je neemt op tijd de nodige beslissingen.		
		Je neemt verantwoordelijkheid voor je beslissingen.		
		Je toont zelfvertrouwen in je beslissingen.		
		Je neemt initiatief binnen de wettelijke bevoegdheden.		
J	Formuleren en rapporteren	Je registreert nauwkeurig en volledig je handelingen.		
K	Vakdeskundigheid toepassen	Je kunt snel en precies handelen.		
		Je kunt je snel en precies een beeld vormen van de toestand van de zorgvrager.		
L	Materialen en middelen inzetten	Je kiest de juiste materialen en middelen.		
		Je gebruikt de juiste materialen en hulpmiddelen.		
		Je gebruikt de materialen en hulpmiddelen effectief, vindingrijk, efficiënt en zorgvuldig.		
T	Instructies en procedures opvolgen	Je werkt volgens de veiligheidsvoorschriften, protocollen en richtlijnen.		
		Je controleert de handelingen.		
		Je werkt veilig met materialen en apparatuur.		
		Je werkt binnen wettelijke richtlijnen.		

Werkveld	Ziekenhuiszorg	Verpleeg- en verzorgingshuis	Thuiszorg	Geestelijke gezondheidszorg	Gehandicaptenzorg
Opdracht behaald	Ja / nee / nvt	Ja / nee / nvt	Ja / nee / nvt	Ja / nee / nvt	Ja / nee / nvt
Datum en paraaf begeleider					

Praktijkopdrachten voor kwalificatieniveau 4

30 Warmte- en koudebehandeling

Inleiding

Een zorgvrager is niet altijd in staat om zelf adequaat op zijn lichaamstemperatuur te reageren. Je kunt hierbij denken aan het reageren op koorts, koude door een slechte doorbloeding en warmte of koude door een onaangename omgevingstemperatuur.

Het is belangrijk om de zorgvrager duidelijk te maken wat de reden en bedoeling is van het toepassen van een warmte- of een koudebehandeling. Zowel bij het toepassen van warmte als bij het toepassen van koude is het belangrijk om op de veiligheid te letten vanwege het gevaar van verbranding of bevriezing.

Opdracht

- Pas een warmtebehandeling toe bij de zorgvrager gedurende ten minste een dag; begeleid de zorgvrager hierbij.
- Pas een koudebehandeling toe bij de zorgvrager gedurende ten minste een dag; begeleid de zorgvrager hierbij.
- Kies de juiste middelen en hulpmiddelen. Pas de behandeling zorgvuldig toe volgens veiligheidsvoorschriften, protocollen en richtlijnen van de instelling.
- Draag je verantwoordelijkheid voor je eigen taken en bewaak hierbij je grenzen. Wees zorgvuldig en controleer je eigen handelen.
- Registreer en rapporteer volgens de geldende regels.

1 Wat ga je doen?

Bereid de opdracht voor.
- Is de opdracht duidelijk?
- Welke kennis heb je nodig?
- Welke richtlijnen en protocollen ga je gebruiken?
- Wat zijn je persoonlijke leerdoelen?

_____
_____
_____
_____
_____

2 Voer de opdracht uit

Houd tijdens de uitvoering rekening met:
- het stimuleren van de zelfredzaamheid van de zorgvrager;
- de privacy en veiligheid van de zorgvrager;
- de observaties van de gezondheidstoestand;
- de emoties en gevoelens van de zorgvrager.

3 Hoe ging het?

Kijk terug naar hoe je de opdracht hebt gedaan. Reflectievragen die je kan stellen gaan over *jezelf* en *de ander* (de zorgvrager, naasten/mantelzorger, je collega enzovoort).
- Wat wilde je bereiken? Wat wilde de ander bereiken?
- Wat voelde je? Wat voelde de ander?
- Wat dacht je? Wat dacht de ander?
- Wat deed je? Wat deed de ander?

Hoe rond je de opdracht af? Een gesprek met je begeleider en/of een verslagje?

Opmerkingen van de deelnemer:

_____
_____
_____
_____
_____

Opmerkingen van de begeleider:

_____
_____
_____
_____
_____

4   En hoe nu verder?

Gebruik de competentiematrix bij deze opdracht om vast te stellen hoever je bent.
– Wil of moet je deze opdracht nog een keer doen?
– Aan welke onderdelen moet je nog werken?

_____
_____
_____
_____

Competentiematrix

Opdracht 30: Lichaamstemperatuur reguleren door warmte- of koudebehandeling
Kerntaak 1: Bieden van verpleegkundige zorg en ondersteuning op basis van het verpleegplan
Resultaat: Het reguleren van de lichaamstemperatuur door warmte- of koudebehandeling is op een professionele manier, volgens de wet- en regelgeving uitgevoerd. Bij het reguleren van de lichaamstemperatuur door warmte- of koudebehandeling is rekening gehouden met de situatie en omstandigheden van de zorgvrager.

Competentie	Omschrijving	Criteria	Aan gewerkt	Behaald
A	Beslissen en activiteiten initiëren	Je neemt op tijd de nodige beslissingen.		
		Je neemt verantwoordelijkheid voor je beslissingen.		
		Je toont zelfvertrouwen in je beslissingen.		
		Je neemt initiatief binnen de wettelijke bevoegdheden.		
J	Formuleren en rapporteren	Je registreert nauwkeurig en volledig je handelingen.		
K	Vakdeskundigheid toepassen	Je kunt snel en precies handelen.		
L	Materialen en middelen inzetten	Je kiest de juiste materialen en middelen.		
		Je kunt je snel en precies een beeld vormen van de toestand van de zorgvrager.		
		Je gebruikt de juiste materialen en hulpmiddelen.		
		Je gebruikt de materialen en hulpmiddelen effectief, vindingrijk, efficiënt en zorgvuldig.		
T	Instructies en procedures opvolgen	Je werkt volgens de veiligheidsvoorschriften, protocollen en richtlijnen.		
		Je controleert de handelingen.		
		Je werkt veilig met materialen en apparatuur.		
		Je werkt binnen wettelijke richtlijnen.		

Werkveld	Ziekenhuiszorg	Verpleeg- en verzorgingshuis	Thuiszorg	Geestelijke gezondheidszorg	Gehandicaptenzorg
Opdracht behaald	Ja / nee / nvt	Ja / nee / nvt	Ja / nee / nvt	Ja / nee / nvt	Ja / nee / nvt
Datum en paraaf begeleider					

Praktijkopdrachten voor kwalificatieniveau 4

31 Een tracheastoma en tracheacanule verzorgen

Inleiding

Ademhalen is voor de meeste mensen een vanzelfsprekende zaak. We halen adem om onze organen van zuurstof te kunnen voorzien, te praten, ons in te spannen en te ontspannen.

Wanneer bij een zorgvrager door een ongeluk of een (spier)ziekte een (tijdelijk) tracheastoma is gemaakt, moet je als verpleegkundige het stoma en de tracheacanule verzorgen. Voor de zorgvrager en zijn omgeving is het zeer ingrijpend: de zorgvrager kan niet meer normaal ademen en spreken. Het communiceren met de zorgvrager is veranderd, waardoor de omgang moeilijker wordt. Goede voorlichting, begeleiding, instructie en de houding van de verpleegkundige zijn dan van essentieel belang.

Opdracht

- Informeer de zorgvrager over de verzorging van het tracheastoma en de tracheacanule en ga na of je informatie voldoende duidelijk is.
- Verzorg het tracheastoma en de tracheacanule en ondersteun hierbij de zorgvrager.
- Werk volgens voorgeschreven voorschriften en protocollen.
- Draag verantwoordelijkheid voor je eigen taken en bewaak hierbij je grenzen. Wees zorgvuldig en controleer je eigen handelen.
- Registreer en rapporteer de gegevens over de verzorging van het tracheastoma en de tracheacanule van de zorgvrager volgens de geldende regels en richtlijnen.

Streef ernaar om een tracheacanule met en zonder cuff te verzorgen; eventueel een canule met spreekkop. Maak hierover afspraken met je begeleider.

 1 Wat ga je doen?

Bereid de opdracht voor.
- Is de opdracht duidelijk?
- Welke kennis heb je nodig?
- Welke richtlijnen en protocollen ga je gebruiken?
- Wat zijn je persoonlijke leerdoelen?

_____
_____
_____
_____
_____

 2 Voer de opdracht uit

Houd tijdens de uitvoering rekening met:
- het stimuleren van de zelfredzaamheid van de zorgvrager;
- de privacy en veiligheid van de zorgvrager;
- de observaties van de gezondheidstoestand;
- de emoties en gevoelens van de zorgvrager.

3 Hoe ging het?

Kijk terug naar hoe je de opdracht hebt gedaan. Reflectievragen die je kan stellen gaan over *jezelf* en *de ander* (de zorgvrager, naasten/mantelzorger, je collega enzovoort).
- Wat wilde je bereiken? Wat wilde de ander bereiken?
- Wat voelde je? Wat voelde de ander?
- Wat dacht je? Wat dacht de ander?
- Wat deed je? Wat deed de ander?

Hoe rond je de opdracht af? Een gesprek met je begeleider en/of een verslagje?

Opmerkingen van de deelnemer:

_____
_____
_____
_____
_____

Opmerkingen van de begeleider:

_____
_____
_____
_____
_____

4 En hoe nu verder?

Gebruik de competentiematrix bij deze opdracht om vast te stellen hoever je bent.
- Wil of moet je deze opdracht nog een keer doen?
- Aan welke onderdelen moet je nog werken?

_____
_____
_____
_____
_____

Praktijkopdrachten voor kwalificatieniveau 4

Competentiematrix

Opdracht 31: Een tracheastoma en tracheacanule verzorgen
Kerntaak 1: Bieden van verpleegkundige zorg en ondersteuning op basis van het verpleegplan
Resultaat: Het verzorgen van een tracheastoma en tracheacanule is op een professionele manier, volgens de wet- en regelgeving uitgevoerd. Bij het verzorgen van het tracheastoma en tracheacanule is rekening gehouden met de situatie en omstandigheden van de zorgvrager.

Compe-tentie	Omschrijving	Criteria	Aan gewerkt	Behaald
A	Beslissen en activiteiten initiëren	Je neemt op tijd de nodige beslissingen.		
		Je neemt verantwoordelijkheid voor je beslissingen.		
		Je toont zelfvertrouwen in je beslissingen.		
		Je neemt initiatief binnen de wettelijke bevoegdheden.		
J	Formuleren en rapporteren	Je registreert nauwkeurig en volledig je handelingen.		
K	Vakdeskundigheid toepassen	Je kan snel en precies handelen.		
		Je kunt je snel en precies een beeld vormen van de toestand van de zorgvrager.		
L	Materialen en middelen inzetten	Je kiest de juiste materialen en middelen.		
		Je gebruikt de juiste materialen en hulpmiddelen.		
		Je gebruikt de materialen en hulpmiddelen effectief, vindingrijk, efficiënt en zorgvuldig.		
T	Instructies en procedures opvolgen	Je werkt volgens de veiligheidsvoorschriften, protocollen en richtlijnen.		
		Je controleert de handelingen.		
		Je werkt veilig met materialen en apparatuur.		
		Je werkt binnen wettelijke richtlijnen.		

Werkveld	Ziekenhuiszorg	Verpleeg- en verzorgingshuis	Thuiszorg	Geestelijke gezondheidszorg	Gehandicaptenzorg
Opdracht behaald	Ja / nee / nvt	Ja / nee / nvt	Ja / nee / nvt	Ja / nee / nvt	Ja / nee / nvt
Datum en paraaf begeleider					

Praktijkopdrachten voor kwalificatieniveau 4

32 Mond- en keelholte uitzuigen

Inleiding

Een zorgvrager kan veel last hebben van slijmvorming in de bovenste luchtwegen. Als hij niet in staat is om het slijm op te hoesten kun je helpen door het slijm in de mond- en keelholte weg te zuigen. Dit zal de ademhaling van de zorgvrager weer vergemakkelijken. Het uitzuigen kan erg vermoeiend en beangstigend zijn. Het is daarom belangrijk om de nodige aandacht te geven aan de zorgvrager in de begeleiding, de voorlichting en de instructie.

Opdracht

- Informeer de zorgvrager over het uitzuigen van mond- en keelholte.
- Zuig de mond- en keelholte uit en ondersteun hierbij de zorgvrager.
- Laat zien dat je rekening houdt met de afhankelijkheid van de zorgvrager.
- Gebruik de juiste materialen en hulpmiddelen. Werk volgens de voorgeschreven voorschriften en protocollen.
- Draag je verantwoordelijkheid voor je eigen taken en bewaak hierbij je grenzen. Wees zorgvuldig en controleer je eigen handelen.
- Registreer en rapporteer de gegevens over het uitzuigen van de mond- en keelholte van de zorgvrager volgens de geldende regels en richtlijnen.

 1 Wat ga je doen?

Bereid de opdracht voor.
- Is de opdracht duidelijk?
- Welke kennis heb je nodig?
- Welke richtlijnen en protocollen ga je gebruiken?
- Wat zijn je persoonlijke leerdoelen?

_____
_____
_____
_____
_____

 2 Voer de opdracht uit

Houd tijdens de uitvoering rekening met:
- het stimuleren van de zelfredzaamheid van de zorgvrager;
- de privacy en veiligheid van de zorgvrager;
- de observaties van de gezondheidstoestand;
- de emoties en gevoelens van de zorgvrager.

 3 Hoe ging het?

Kijk terug naar hoe je de opdracht hebt gedaan. Reflectievragen die je kan stellen gaan over *jezelf* en *de ander* (de zorgvrager, naasten/mantelzorger, je collega enzovoort).
- Wat wilde je bereiken? Wat wilde de ander bereiken?
- Wat voelde je? Wat voelde de ander?
- Wat dacht je? Wat dacht de ander?
- Wat deed je? Wat deed de ander?

Hoe rond je de opdracht af? Een gesprek met je begeleider en/of een verslagje?

Opmerkingen van de deelnemer:

_____
_____
_____
_____
_____

Opmerkingen van de begeleider:

_____
_____
_____
_____
_____

4 En hoe nu verder?

Gebruik de competentiematrix bij deze opdracht om vast te stellen hoever je bent.
- Wil of moet je deze opdracht nog een keer doen?
- Aan welke onderdelen moet je nog werken?

_____
_____
_____
_____
_____

Praktijkopdrachten voor kwalificatieniveau 4

Competentiematrix

Opdracht 32: Mond- en keelholte uitzuigen
Kerntaak 1: Bieden van verpleegkundige zorg en ondersteuning op basis van het verpleegplan
Resultaat: Het uitzuigen van de mond- en keelholte is op een professionele manier, volgens de wet- en regelgeving uitgevoerd. Bij het uitzuigen van de mond- en keelholte is rekening gehouden met de situatie en omstandigheden van de zorgvrager.

Compe-tentie	Omschrijving	Criteria	Aan gewerkt	Behaald
A	Beslissen en activiteiten initiëren	Je neemt op tijd de nodige beslissingen.		
		Je neemt verantwoordelijkheid voor je beslissingen.		
		Je toont zelfvertrouwen in je beslissingen.		
		Je neemt initiatief binnen de wettelijke bevoegdheden.		
J	Formuleren en rapporteren	Je registreert nauwkeurig en volledig je handelingen.		
K	Vakdeskundigheid toepassen	Je kunt snel en precies rekenen en handelen.		
		Je kunt je snel en precies een beeld vormen van de toestand van de zorgvrager.		
L	Materialen en middelen inzetten	Je kiest de juiste materialen en middelen.		
		Je gebruikt de juiste materialen en hulpmiddelen.		
		Je gebruikt de materialen en hulpmiddelen effectief, vindingrijk, efficiënt en zorgvuldig.		
T	Instructies en procedures opvolgen	Je werkt volgens de veiligheidsvoorschriften, protocollen en richtlijnen.		
		Je controleert de handelingen.		
		Je werkt veilig met materialen en apparatuur.		
		Je werkt binnen wettelijke richtlijnen.		

Werkveld	Ziekenhuiszorg	Verpleeg- en verzorgingshuis	Thuiszorg	Geestelijke gezondheidszorg	Gehandicaptenzorg
Opdracht behaald	Ja / nee / nvt	Ja / nee / nvt	Ja / nee / nvt	Ja / nee / nvt	Ja / nee / nvt
Datum en paraaf begeleider					

Praktijkopdrachten voor kwalificatieniveau 4

33 Een venapunctie uitvoeren

Inleiding

 Het uitvoeren van een venapunctie, 'bloedprikken' in de volksmond, kan een vervelende en pijnlijke ervaring zijn. Toch moet er vaak bloed geprikt worden, als onderdeel van een algemeen lichamelijk onderzoek.

Het verrichten van een venapunctie is een van de verpleegtechnische handelingen waarbij het gezegde 'oefening baart kunst' zeker geldt. In diverse instellingen is het verrichten van venapuncties dan ook in handen van zogenaamde 'prikdiensten'; deze kunnen bestaan uit mensen van het laboratorium of van de afdeling bloedafname. Het uitvoeren van een venapunctie is een voorbehouden handeling volgens de Wet BIG.

Opdracht

- Informeer de zorgvrager over het uitvoeren van de venapunctie en ga na of je informatie voldoende duidelijk is.
- Voer een venapunctie uit bij een zorgvrager.
- Werk volgens de voorgeschreven veiligheidsregels, voorschriften en protocollen.
- Draag je verantwoordelijkheid voor het uitvoeren van de venapunctie en bewaak hierbij je grenzen. Wees zorgvuldig en controleer je eigen handelen.
- Registreer en rapporteer de gegevens volgens de geldende regels en richtlijnen.

 1 Wat ga je doen?

Bereid de opdracht voor.
- Is de opdracht duidelijk?
- Welke kennis heb je nodig?
- Welke richtlijnen en protocollen ga je gebruiken?
- Wat zijn je persoonlijke leerdoelen?

_____
_____
_____
_____
_____
_____

 2 Voer de opdracht uit

Houd tijdens de uitvoering rekening met:
- het stimuleren van de zelfredzaamheid van de zorgvrager;
- de privacy en veiligheid van de zorgvrager;
- de observaties van de gezondheidstoestand;
- de emoties en gevoelens van de zorgvrager.

 3 Hoe ging het?

Kijk terug naar hoe je de opdracht hebt gedaan. Reflectievragen die je kan stellen gaan over *jezelf* en *de ander* (de zorgvrager, naasten/mantelzorger, je collega enzovoort).
- Wat wilde je bereiken? Wat wilde de ander bereiken?
- Wat voelde je? Wat voelde de ander?
- Wat dacht je? Wat dacht de ander?
- Wat deed je? Wat deed de ander?

Hoe rond je de opdracht af? Een gesprek met je begeleider en/of een verslagje?

Opmerkingen van de deelnemer:

_____
_____
_____
_____
_____

Opmerkingen van de begeleider:

_____
_____
_____
_____
_____

4 En hoe nu verder?

Gebruik de competentiematrix bij deze opdracht om vast te stellen hoever je bent.
- Wil of moet je deze opdracht nog een keer doen?
- Aan welke onderdelen moet je nog werken?

_____
_____
_____
_____
_____

Praktijkopdrachten voor kwalificatieniveau 4

Competentiematrix

Opdracht 33: **Een venapunctie uitvoeren**
Kerntaak 1: Bieden van verpleegkundige zorg en ondersteuning op basis van het verpleegplan
Resultaat: De venapunctie is op een professionele manier, volgens de wet- en regelgeving uitgevoerd. Bij de venapunctie is rekening gehouden met de situatie en omstandigheden van de zorgvrager.

Compe-tentie	Omschrijving	Criteria	Aan gewerkt	Behaald
A	Beslissen en activiteiten initiëren	Je neemt op tijd de nodige beslissingen.		
		Je neemt verantwoordelijkheid voor je beslissingen.		
		Je toont zelfvertrouwen in je beslissingen.		
		Je neemt initiatief binnen de wettelijke bevoegdheden.		
J	Formuleren en rapporteren	Je registreert nauwkeurig en volledig je handelingen.		
K	Vakdeskundigheid toepassen	Je kunt snel en precies handelen.		
		Je kunt je snel en precies een beeld vormen van de toestand van de zorgvrager.		
L	Materialen en middelen inzetten	Je kiest de juiste materialen en middelen.		
		Je gebruikt de juiste materialen en hulpmiddelen.		
		Je gebruikt de materialen en hulpmiddelen effectief, vindingrijk, efficiënt en zorgvuldig.		
T	Instructies en procedures opvolgen	Je werkt volgens de veiligheidsvoorschriften, protocollen en richtlijnen.		
		Je controleert de handelingen.		
		Je werkt veilig met materialen en apparatuur.		
		Je werkt binnen wettelijke richtlijnen.		

Werkveld	Ziekenhuiszorg	Verpleeg- en verzorgingshuis	Thuiszorg	Geestelijke gezondheidszorg	Gehandicaptenzorg
Opdracht behaald	Ja / nee / nvt	Ja / nee / nvt	Ja / nee / nvt	Ja / nee / nvt	Ja / nee / nvt
Datum en paraaf begeleider					

Praktijkopdrachten voor kwalificatieniveau 4

Een hielprik uitvoeren

Inleiding

Om bepaalde stofwisselingsziekten in een vroeg stadium te kunnen opsporen wordt bij elke pasgeborene een beetje bloed wordt afgenomen door middel van een hielprik. Voor de naasten van de pasgeborene is dit een vervelend moment; de pasgeborene ervaart het als zeer vervelend en zal dit duidelijk te kennen geven. Ouders vinden het dan ook naar om het hun kindje aan te doen. Toch is het raadzaam de prik te laten ondergaan, omdat de consequenties van níet prikken groot kunnen zijn. De hielprik is een voorbehouden handeling volgens de Wet BIG.

Opdracht

- Informeer de ouders over het uitvoeren van de hielprik en ga na of je informatie voldoende duidelijk is.
- Voer een hielprik uit bij een pasgeborene.
- Betrek zo mogelijk de naasten bij de handeling.
- Werk volgens de voorgeschreven veiligheidsregels, voorschriften en protocollen.
- Draag je verantwoordelijkheid voor het uitvoeren hielprik en bewaak hierbij je grenzen. Wees zorgvuldig en controleer je eigen handelen.
- Registreer en rapporteer de gegevens volgens de geldende regels en richtlijnen.

 1 Wat ga je doen?

Bereid de opdracht voor.
- Is de opdracht duidelijk?
- Welke kennis heb je nodig?
- Welke richtlijnen en protocollen ga je gebruiken?
- Wat zijn je persoonlijke leerdoelen?

_____
_____
_____
_____
_____

2 Voer de opdracht uit

Houd tijdens de uitvoering rekening met:
- de veiligheid van de pasgeborene;
- de observaties van de gezondheidstoestand van de pasgeborene;
- de emoties en gevoelens van de pasgeborene en de moeder.

 3 Hoe ging het?

Kijk terug naar hoe je de opdracht hebt gedaan. Reflectievragen die je kan stellen gaan over *jezelf* en *de ander* (de zorgvrager, naasten/mantelzorger, je collega enzovoort).
- Wat wilde je bereiken? Wat wilde de ander bereiken?
- Wat voelde je? Wat voelde de ander?
- Wat dacht je? Wat dacht de ander?
- Wat deed je? Wat deed de ander?

Hoe rond je de opdracht af? Een gesprek met je begeleider en/of een verslagje?

Opmerkingen van de deelnemer:

Opmerkingen van de begeleider:

4 En hoe nu verder?

Gebruik de competentiematrix bij deze opdracht om vast te stellen hoever je bent.
- Wil of moet je deze opdracht nog een keer doen?
- Aan welke onderdelen moet je nog werken?

Competentiematrix

Opdracht 34: Een hielprik uitvoeren
Kerntaak 1: Bieden van verpleegkundige zorg en ondersteuning op basis van het verpleegplan
Resultaat: De hielprik is op een professionele manier, volgens de wet- en regelgeving uitgevoerd. Bij het uitvoering van de hielprik is rekening gehouden met de situatie en omstandigheden van de zorgvrager.

Compe-tentie	Omschrijving	Criteria	Aan gewerkt	Behaald
A	Beslissen en activiteiten initiëren	Je neemt op tijd de nodige beslissingen.		
		Je neemt verantwoordelijkheid voor je beslissingen.		
		Je toont zelfvertrouwen in je beslissingen.		
		Je neemt initiatief binnen de wettelijke bevoegdheden.		
J	Formuleren en rapporteren	Je registreert nauwkeurig en volledig je handelingen.		
K	Vakdeskundigheid toepassen	Je kunt snel en precies rekenen en handelen.		
		Je kunt je snel en precies een beeld vormen van de toestand van de zorgvrager.		
L	Materialen en middelen inzetten	Je kiest de juiste materialen en middelen.		
		Je gebruikt de juiste materialen en hulpmiddelen.		
		Je gebruikt de materialen en hulpmiddelen effectief, vindingrijk, efficiënt en zorgvuldig.		
T	Instructies en procedures opvolgen	Je werkt volgens de veiligheidsvoorschriften, protocollen en richtlijnen.		
		Je controleert de handelingen.		
		Je werkt veilig met materialen en apparatuur.		
		Je werkt binnen wettelijke richtlijnen.		

Werkveld	Ziekenhuiszorg	Verpleeg- en verzorgingshuis	Thuiszorg	Geestelijke gezondheidszorg	Gehandicapten-zorg
Opdracht behaald	Ja / nee / nvt	Ja / nee / nvt	Ja / nee / nvt	Ja / nee / nvt	Ja / nee / nvt
Datum en paraaf begeleider					

Praktijkopdrachten voor kwalificatieniveau 4

Steriel(e) en niet-steriel(e) monsters/materiaal verzamelen

Inleiding

Voor goede diagnostiek is het verzamelen van onderzoeksmateriaal onmisbaar. Vaak moet dit steriel of zo schoon mogelijk gebeuren. Het is belangrijk te weten met welk doel het monster of materiaal opgevangen moet worden: soms is speciaal opvangmateriaal of een specifieke bewaarmethode nodig. Ook is het je taak om een zorgvrager goed voor te lichten over wat de bedoeling is: een goed geïnformeerde zorgvrager kan helpen om het benodigde materiaal op de juiste wijze op te vangen.

Opdracht

- Verzamel bij verschillende zorgvragers de volgende monsters of materiaal:
  - midstreamurine (opvangen)
  - katheterurine (opvangen)
  - sputum (opvangen)
  - wondvocht (afnemen)
  - bloedsuiker (prikken)
  - feces (opvangen)
  - uitstrijkje (maken).
- Informeer en instrueer de zorgvrager over het verzamelen van het materiaal.
- Maak gebruik van de juiste middelen en hulpmiddelen.
- Werk volgens de veiligheidsregels, protocollen en voorschriften van de instelling.
- Draag je verantwoordelijkheid voor je eigen taken en bewaak hierbij je grenzen. Wees zorgvuldig en controleer je eigen handelen.
- Registreer en rapporteer de gegevens van de zorgvrager volgens de geldende regels en richtlijnen.

 1 Wat ga je doen?

Bereid de opdracht voor.
- Is de opdracht duidelijk?
- Welke kennis heb je nodig?
- Welke richtlijnen en protocollen ga je gebruiken?
- Wat zijn je persoonlijke leerdoelen?

___
___
___
___
___
___

 2 Voer de opdracht uit

Houd tijdens de uitvoering rekening met:
- het stimuleren van de zelfredzaamheid van de zorgvrager;
- de privacy en veiligheid van de zorgvrager;
- de observaties van de gezondheidstoestand;
- de emoties en gevoelens van de zorgvrager.

 3 Hoe ging het?

Kijk terug naar hoe je de opdracht hebt gedaan. Reflectievragen die je kan stellen gaan over *jezelf* en *de ander* (de zorgvrager, naasten/mantelzorger, je collega enzovoort).
- Wat wilde je bereiken? Wat wilde de ander bereiken?
- Wat voelde je? Wat voelde de ander?

- Wat dacht je? Wat dacht de ander?
- Wat deed je? Wat deed de ander?

Hoe rond je de opdracht af? Een gesprek met je begeleider en/of een verslagje?

Opmerkingen van de deelnemer:

Opmerkingen van de begeleider:

---

4 En hoe nu verder?

Gebruik de competentiematrix bij deze opdracht om vast te stellen hoever je bent.
- Wil of moet je deze opdracht nog een keer doen?
- Aan welke onderdelen moet je nog werken?

Praktijkopdrachten voor kwalificatieniveau 4

Competentiematrix

Opdracht 35: Steriel(e) en niet-steriel(e) monsters/materiaal verzamelen
Kerntaak 1: Bieden van verpleegkundige zorg en ondersteuning op basis van het verpleegplan
Resultaat: Het verzamelen van steriel(e) en niet-steriel(e) monsters/materiaal is op een professionele manier, volgens de wet- en regelgeving uitgevoerd. Bij het verzamelen van steriel(e) en niet-steriel(e) monsters/materiaal is rekening gehouden met de situatie en omstandigheden van de zorgvrager.

Compe-tentie	Omschrijving	Criteria	Aan gewerkt	Behaald
A	Beslissen en activiteiten initiëren	Je neemt op tijd de nodige beslissingen.		
		Je neemt verantwoordelijkheid voor je beslissingen.		
		Je toont zelfvertrouwen in je beslissingen.		
		Je neemt initiatief binnen de wettelijke bevoegdheden.		
J	Formuleren en rapporteren	Je registreert nauwkeurig en volledig je handelingen.		
K	Vakdeskundigheid toepassen	Je kunt snel en precies rekenen en handelen.		
		Je kunt je snel en precies een beeld vormen van de toestand van de zorgvrager.		
L	Materialen en middelen inzetten	Je kiest de juiste materialen en middelen.		
		Je gebruikt de juiste materialen en hulpmiddelen.		
		Je gebruikt de materialen en hulpmiddelen effectief, vindingrijk, efficiënt en zorgvuldig.		
T	Instructies en procedures opvolgen	Je werkt volgens de veiligheidsvoorschriften, protocollen en richtlijnen.		
		Je werkt veilig met materialen en apparatuur.		
		Je werkt binnen wettelijke richtlijnen.		

Werkveld	Ziekenhuiszorg	Verpleeg- en verzorgingshuis	Thuiszorg	Geestelijke gezondheidszorg	Gehandicapten-zorg
Opdracht behaald	Ja / nee / nvt	Ja / nee / nvt	Ja / nee / nvt	Ja / nee / nvt	Ja / nee / nvt
Datum en paraaf begeleider					

Praktijkopdrachten voor kwalificatieniveau 4

36 Assisteren bij chirurgische behandelingen

Inleiding

Wanneer je als verpleegkundige gaat assisteren bij een chirurgische behandeling is je taak tweeledig; enerzijds ben je de assistent van de behandelend arts, anderzijds ben je de begeleider van de zorgvrager die de behandeling ondergaat. In alle gevallen is het noodzakelijk dat je goed op de hoogte bent van het doel, de werkwijze en de eventuele complicaties van de behandeling. Vaak zal de voorlichting vooraf niet alleen tot de verantwoordelijkheid van de arts behoren, maar ook door de verpleegkundige gegeven worden. Denk alleen al aan de nazorg die voor de zorgvrager van belang is.

Opdracht

- Geef de zorgvrager voorlichting over de behandeling en begeleid tijdens en na de behandeling.
- Assisteer bij de chirurgische behandeling.
- Begeleid de zorgvrager voor, tijdens en na de behandeling.
- Werk volgens de voorgeschreven veiligheidsregels, voorschriften en protocollen.
- Draag je verantwoordelijkheid bij het assisteren en bewaak hierbij je grenzen. Wees zorgvuldig en controleer je eigen handelen.
- Registreer en rapporteer gegevens volgens de geldende regels en richtlijnen.

 1 Wat ga je doen?

Bereid de opdracht voor.
- Is de opdracht duidelijk?
- Welke kennis heb je nodig?
- Welke richtlijnen en protocollen ga je gebruiken?
- Wat zijn je persoonlijke leerdoelen?

_____
_____
_____
_____
_____

 2 Voer de opdracht uit

Houd tijdens de uitvoering rekening met:
- het stimuleren van de zelfredzaamheid van de zorgvrager;
- de privacy en veiligheid van de zorgvrager;
- de observaties van de gezondheidstoestand;
- de emoties en gevoelens van de zorgvrager.

 3 Hoe ging het?

Kijk terug naar hoe je de opdracht hebt gedaan. Reflectievragen die je kan stellen gaan over *jezelf* en *de ander* (de zorgvrager, naasten/mantelzorger, je collega enzovoort).
- Wat wilde je bereiken? Wat wilde de ander bereiken?
- Wat voelde je? Wat voelde de ander?
- Wat dacht je? Wat dacht de ander?
- Wat deed je? Wat deed de ander?

Hoe rond je de opdracht af? Een gesprek met je begeleider en/of een verslagje?

Opmerkingen van de deelnemer:

_____
_____
_____
_____
_____

Opmerkingen van de begeleider:

_____
_____
_____
_____
_____

4 En hoe nu verder?

Gebruik de competentiematrix bij deze opdracht om vast te stellen hoever je bent.
- Wil of moet je deze opdracht nog een keer doen?
- Aan welke onderdelen moet je nog werken?

_____
_____
_____
_____
_____

Competentiematrix

Opdracht 36: Assisteren bij chirurgische behandelingen
Kerntaak 1: Bieden van verpleegkundige zorg en ondersteuning op basis van het verpleegplan
Resultaat: Het assisteren bij chirurgische behandelingen is op een professionele manier, volgens de wet- en regelgeving uitgevoerd. Bij het assisteren van chirurgische handelingen is rekening gehouden met de situatie en omstandigheden van de zorgvrager.

Competentie	Omschrijving	Criteria	Aan gewerkt	Behaald
A	Beslissen en activiteiten initiëren	Je neemt op tijd de nodige beslissingen.		
		Je neemt verantwoordelijkheid voor je beslissingen.		
		Je toont zelfvertrouwen in je beslissingen.		
		Je neemt initiatief binnen de wettelijke bevoegdheden.		
J	Formuleren en rapporteren	Je registreert nauwkeurig en volledig je handelingen.		
K	Vakdeskundigheid toepassen	Je kunt snel en precies rekenen en handelen.		
		Je kunt je snel en precies en beeld vormen van de toestand van de zorgvrager.		
L	Materialen en middelen inzetten	Je kiest de juiste materialen en middelen.		
		Je gebruikt de juiste materialen en hulpmiddelen.		
		Je gebruikt de materialen en hulpmiddelen effectief, vindingrijk, efficiënt en zorgvuldig.		
T	Instructies en procedures opvolgen	Je werkt volgens de veiligheidsvoorschriften, protocollen en richtlijnen.		
		Je controleert de handelingen.		
		Je werkt veilig met materialen en apparatuur.		
		Je werkt binnen wettelijke richtlijnen.		

Werkveld	Ziekenhuiszorg	Verpleeg- en verzorgingshuis	Thuiszorg	Geestelijke gezondheidszorg	Gehandicaptenzorg
Opdracht behaald	Ja / nee / nvt	Ja / nee / nvt	Ja / nee / nvt	Ja / nee / nvt	Ja / nee / nvt
Datum en paraaf begeleider					

Praktijkopdrachten voor kwalificatieniveau 4

37 Assisteren bij intern/neurologisch onderzoek

Inleiding

Wanneer je als verpleegkundige assisteert bij een onderzoek heb je vaak een dubbele taak: een assisterende taak ten opzichte van de arts en een begeleidende taak ten opzichte van de zorgvrager. In een groot aantal gevallen ben jij op zo'n moment het enige vertrouwde gezicht dat een zorgvrager ziet in een voor de zorgvrager vervelende situatie. Daarnaast is het vaak zo dat je als verpleegkundige een belangrijke taak hebt in de voorlichting aan de zorgvrager over het onderzoek dat gaat komen. Hoewel onderzoek erop gericht zal zijn meer duidelijkheid omtrent de klachten en/of het ziektebeeld te krijgen, is het ondergaan van zo'n onderzoek voor de zorgvrager vaak belastend. Gevoelens als angst en onzekerheid zullen vaak aanwezig zijn bij de zorgvrager en jij als verpleegkundige kan de zorgvrager daarbij begeleiden.

Opdracht

- Vraag na of de zorgvrager voldoende informatie heeft gehad over het onderzoek; geef zo nodig informatie.
- Assisteer bij een intern/neurologisch onderzoek van een zorgvrager.
- Geef de gewenste begeleiding in de zorgsituatie.
- Zorg voor een goede samenwerking met collega's en andere disciplines.
- Draag je verantwoordelijkheid bij het assisteren en een bewaak hierbij je grenzen. Wees zorgvuldig en controleer je eigen handelen.
- Registreer en rapporteer gegevens volgens de geldende regels en richtlijnen.

1 Wat ga je doen?

Bereid de opdracht voor.
- Is de opdracht duidelijk?
- Welke kennis heb je nodig?
- Welke richtlijnen en protocollen ga je gebruiken?
- Wat zijn je persoonlijke leerdoelen?

_____
_____
_____
_____
_____

2 Voer de opdracht uit

Houd tijdens de uitvoering rekening met:
- het stimuleren van de zelfredzaamheid van de zorgvrager;
- de privacy en veiligheid van de zorgvrager;
- de observaties van de gezondheidstoestand;
- de emoties en gevoelens van de zorgvrager.

3 Hoe ging het?

Kijk terug naar hoe je de opdracht hebt gedaan. Reflectievragen die je kan stellen gaan over *jezelf* en *de ander* (de zorgvrager, naasten/mantelzorger, je collega enzovoort).
- Wat wilde je bereiken? Wat wilde de ander bereiken?
- Wat voelde je? Wat voelde de ander?
- Wat dacht je? Wat dacht de ander?
- Wat deed je? Wat deed de ander?

Hoe rond je de opdracht af? Een gesprek met je begeleider en/of een verslagje?

Opmerkingen van de deelnemer:

_____
_____
_____
_____
_____

Opmerkingen van de begeleider:

_____
_____
_____
_____
_____

4 En hoe nu verder?

Gebruik de competentiematrix bij deze opdracht om vast te stellen hoever je bent.
- Wil of moet je deze opdracht nog een keer doen?
- Aan welke onderdelen moet je nog werken?

_____
_____
_____
_____
_____

Competentiematrix

Opdracht 37: **Assisteren bij intern/neurologisch onderzoek**
Kerntaak 1: **Bieden van verpleegkundige zorg en ondersteuning op basis van het verpleegplan**
Resultaat: De verpleegtechnische handelingen zijn op een professionele manier, volgens de wet- en regelgeving uitgevoerd. Bij de uitvoering van de verpleegtechnische handelingen is rekening gehouden met de situatie en omstandigheden van de zorgvrager.

Compe-tentie	Omschrijving	Criteria	Aan gewerkt	Behaald
A	Beslissen en activiteiten initiëren	Je neemt op tijd de nodige beslissingen.		
		Je neemt verantwoordelijkheid voor je beslissingen.		
		Je toont zelfvertrouwen in je beslissingen.		
		Je neemt initiatief binnen de wettelijke bevoegdheden.		
J	Formuleren en rapporteren	Je registreert nauwkeurig en volledig je handelingen.		
K	Vakdeskundigheid toepassen	Je kunt snel en precies handelen.		
		Je kunt je snel en precies een beeld vormen van de toestand van de zorgvrager.		
L	Materialen en middelen inzetten	Je kiest de juiste materialen en middelen.		
		Je gebruikt de juiste materialen en hulpmiddelen.		
		Je gebruikt de materialen en hulpmiddelen effectief, vindingrijk, efficiënt en zorgvuldig.		
T	Instructies en procedures opvolgen	Je werkt volgens de veiligheidsvoorschriften, protocollen en richtlijnen.		
		Je controleert de handelingen.		
		Je werkt veilig met materialen en apparatuur.		
		Je werkt binnen wettelijke richtlijnen.		

Werkveld	Ziekenhuiszorg	Verpleeg- en verzorgingshuis	Thuiszorg	Geestelijke gezondheidszorg	Gehandicaptenzorg
Opdracht behaald	Ja / nee / nvt	Ja / nee / nvt	Ja / nee / nvt	Ja / nee / nvt	Ja / nee / nvt
Datum en paraaf begeleider					

Praktijkopdrachten voor kwalificatieniveau 4

38 Assisteren bij diverse therapieën

Inleiding

Zorgvragers krijgen in een instelling te maken met een aantal verschillende disciplines. Naast artsen en verpleegkundigen staan er nog tal van andere beroepsbeoefenaren klaar om het genezings- en verbeteringsproces te bespoedigen. Denk bijvoorbeeld aan de klinisch fysiotherapeut, de logopedist en de diëtist. Als verpleegkundige dien je samen te kunnen werken met alle beroepsbeoefenaren rondom een zorgvrager. Dat kan betekenen dat je een assisterende rol hebt bij andere dan chirurgische of interne onderzoeken en/of behandelingen. Je kan hier denken aan oefeningen die op voorschrift van de fysiotherapeut een aantal malen per dag herhaald moeten worden om de zorgvrager sneller mobiel te krijgen.

Opdracht

- Vraag na of de zorgvrager voldoende informatie heeft gehad over het onderzoek; geef zo nodig informatie.
- Assisteer bij een zorgvrager met een therapie, die gericht is op het verbeteren of in stand houden van somatische functie(s).
- Begeleid de zorgvrager voor, tijdens en na de therapie.
- Zorg voor een goede samenwerking met collega's en andere disciplines.
- Werk volgens de voorgeschreven veiligheidsregels, voorschriften en protocollen.
- Draag je verantwoordelijkheid bij het assisteren en bewaak hierbij je grenzen. Wees zorgvuldig en controleer je eigen handelen.
- Registreer en rapporteer gegevens volgens de geldende regels en richtlijnen.

 1 Wat ga je doen?

Bereid de opdracht voor.
- Is de opdracht duidelijk?
- Welke kennis heb je nodig?
- Welke richtlijnen en protocollen ga je gebruiken?
- Wat zijn je persoonlijke leerdoelen?

_____
_____
_____
_____
_____

 2 Voer de opdracht uit

Houd tijdens de uitvoering rekening met:
- het stimuleren van de zelfredzaamheid van de zorgvrager;
- de privacy en veiligheid van de zorgvrager;
- de observaties van de gezondheidstoestand;
- de emoties en gevoelens van de zorgvrager.

 3 Hoe ging het?

Kijk terug naar hoe je de opdracht hebt gedaan. Reflectievragen die je kan stellen gaan over *jezelf* en *de ander* (de zorgvrager, naasten/mantelzorger, je collega enzovoort).
- Wat wilde je bereiken? Wat wilde de ander bereiken?
- Wat voelde je? Wat voelde de ander?
- Wat dacht je? Wat dacht de ander?
- Wat deed je? Wat deed de ander?

Hoe rond je de opdracht af? Een gesprek met je begeleider en/of een verslagje?

Opmerkingen van de deelnemer:

Opmerkingen van de begeleider:

4 En hoe nu verder?

Gebruik de competentiematrix bij deze opdracht om vast te stellen hoever je bent.
- Wil of moet je deze opdracht nog een keer doen?
- Aan welke onderdelen moet je nog werken?

Praktijkopdrachten voor kwalificatieniveau 4

Competentiematrix

Opdracht 38: Assisteren bij therapieën gericht op het in stand houden of verbeteren van somatische functies
Kerntaak 1: Bieden van verpleegkundige zorg en ondersteuning op basis van het verpleegplan
Resultaat: Het assisteren bij therapieën gericht op het in stand houden of verbeteren van somatische functies is op een professionele manier, volgens de wet- en regelgeving uitgevoerd. Bij het assisteren van de therapie gericht op het in stand houden of verbeteren van somatische functies is rekening gehouden met de situatie en omstandigheden van de zorgvrager.

Competentie	Omschrijving	Criteria	Aan gewerkt	Behaald
A	Beslissen en activiteiten initiëren	Je neemt op tijd de nodige beslissingen.		
		Je neemt verantwoordelijkheid voor je beslissingen.		
		Je toont zelfvertrouwen in je beslissingen.		
		Je neemt initiatief binnen de wettelijke bevoegdheden.		
J	Formuleren en rapporteren	Je registreert nauwkeurig en volledig je handelingen.		
K	Vakdeskundigheid toepassen	Je kunt snel en precies handelen.		
		Je kunt je snel en precies een beeld vormen van de toestand van de zorgvrager.		
L	Materialen en middelen inzetten	Je kiest de juiste materialen en middelen.		
		Je gebruikt de juiste materialen en hulpmiddelen.		
		Je gebruikt de materialen en hulpmiddelen effectief, vindingrijk, efficiënt en zorgvuldig.		
T	Instructies en procedures opvolgen	Je werkt volgens de veiligheidsvoorschriften, protocollen en richtlijnen.		
		Je controleert de handelingen.		
		Je werkt veilig met materialen en apparatuur.		
		Je werkt binnen wettelijke richtlijnen.		

Werkveld	Ziekenhuiszorg	Verpleeg- en verzorgingshuis	Thuiszorg	Geestelijke gezondheidszorg	Gehandicaptenzorg
Opdracht behaald	Ja / nee / nvt	Ja / nee / nvt	Ja / nee / nvt	Ja / nee / nvt	Ja / nee / nvt
Datum en paraaf begeleider					

Praktijkopdrachten voor kwalificatieniveau 4

39 Verlenen van eerste hulp

Inleiding

In de gezondheidstoestand van zorgvragers kunnen zich op elk moment onverwachte gebeurtenissen voordoen. Soms is de toestand van de zorgvrager zodanig dat er in zekere mate al rekening mee wordt gehouden. Zorgvragers met bijvoorbeeld hart- en vaataandoeningen, een cerebrale aandoening, een acute (inwendige) bloeding kunnen ineens onwel worden en het bewustzijn verliezen. Snel en adequaat handelen kan dan iemands leven redden. Probeer paniek te voorkomen, bij jezelf en bij eventuele omstanders. De volgorde van handelen dient standaard en bekend te zijn. Vergeet niet dat zo'n acute situatie voor jezelf en je collega's nooit routine zal worden. Opvang van elkaar na afloop van een acute situatie dient de nodige aandacht te krijgen.

Opdracht

- Stel je op de hoogte van de protocollen en richtlijnen die op jouw afdeling of organisatie gelden ten aanzien van hulp bieden in acute situaties (alarmeren en reanimeren).
- Zorg dat je op de hoogte bent van afspraken over de zorgvrager(s) bij wie de gezondheidstoestand acuut kan veranderen (bijvoorbeeld: welke personen moeten in welke situatie opgeroepen worden; wel/niet reanimeren).
- Reageer adequaat bij een ongeval of in een onvoorziene situatie.
- Bespreek/evalueer de acute situatie met je collega('s): heb je snel en adequaat gereageerd en/of de juiste hulp geboden?

 1 Wat ga je doen?

Bereid de opdracht voor.
- Is de opdracht duidelijk?
- Welke kennis heb je nodig?
- Welke richtlijnen en protocollen ga je gebruiken?
- Wat zijn je persoonlijke leerdoelen?

_____
_____
_____
_____

 2 Voer de opdracht uit

Houd tijdens de uitvoering rekening met:
- het stimuleren van de zelfredzaamheid van de zorgvrager;
- de privacy en veiligheid van de zorgvrager;
- de observaties van de gezondheidstoestand;
- de emoties en gevoelens van de zorgvrager.

3 Hoe ging het?

Kijk terug naar hoe je de opdracht hebt gedaan. Reflectievragen die je kan stellen gaan over *jezelf* en *de ander* (de zorgvrager, naasten/mantelzorger, je collega enzovoort).
- Wat wilde je bereiken? Wat wilde de ander bereiken?
- Wat voelde je? Wat voelde de ander?
- Wat dacht je? Wat dacht de ander?
- Wat deed je? Wat deed de ander?

Hoe rond je de opdracht af? Een gesprek met je begeleider en/of een verslagje?

Opmerkingen van de deelnemer:

_____
_____
_____
_____
_____

Opmerkingen van de begeleider:

_____
_____
_____
_____
_____

4 Hoe nu verder?

Gebruik de competentiematrix bij deze opdracht om vast te stellen hoever je bent.
- Wil of moet je deze opdracht nog een keer doen?
- Aan welke onderdelen moet je nog werken?

_____
_____
_____
_____

Praktijkopdrachten voor kwalificatieniveau 4

Competentiematrix

Opdracht 39: Verlenen van eerste hulp
Kerntaak 1: Bieden van verpleegkundige zorg en ondersteuning op basis van het verpleegplan
Resultaat: Het verlenen van eerste hulp is op een professionele manier, volgens de wet- en regelgeving uitgevoerd. Bij het verlenen van eerste hulp is rekening gehouden met de situatie en omstandigheden van de zorgvrager.

Compe-tentie	Omschrijving	Criteria	Aan gewerkt	Behaald
A	Beslissen en activiteiten initiëren	Je neemt op tijd de nodige beslissingen.		
		Je neemt verantwoordelijkheid voor je beslissingen.		
		Je toont zelfvertrouwen in je beslissingen.		
		Je neemt initiatief binnen de wettelijke bevoegdheden.		
J	Formuleren en rapporteren	Je registreert nauwkeurig en volledig je handelingen.		
K	Vakdeskundigheid toepassen	Je kunt snel en precies handelen.		
		Je kunt je snel en precies een beeld vormen van de toestand van de zorgvrager.		
L	Materialen en middelen inzetten	Je kiest de juiste materialen en middelen.		
		Je gebruikt de juiste materialen en hulpmiddelen.		
		Je gebruikt de materialen en hulpmiddelen effectief, vindingrijk, efficiënt en zorgvuldig.		
T	Instructies en procedures opvolgen	Je werkt volgens de veiligheidsvoorschriften, protocollen en richtlijnen.		
		Je controleert de handelingen.		
		Je werkt veilig met materialen en apparatuur.		
		Je werkt binnen wettelijke richtlijnen.		

Werkveld	Ziekenhuiszorg	Verpleeg- en verzorgingshuis	Thuiszorg	Geestelijke gezondheidszorg	Gehandicapten-zorg
Opdracht behaald	Ja / nee / nvt	Ja / nee / nvt	Ja / nee / nvt	Ja / nee / nvt	Ja / nee / nvt
Datum en paraaf begeleider					

/ *Praktijkopdrachten voor kwalificatieniveau 4*

Overzicht verpleegtechnische handelingen

Betekenis van de waardering
–: Dit onderdeel moet nog ontwikkeld worden.
+/–: Dit onderdeel is in ontwikkeling.
+: Dit onderdeel heb je behaald.

* Voorbehouden handeling volgens de Wet BIG (Wet Beroepen in de Individuele Gezondheidszorg)

Verpleegtechnische handelingen	Datum oefenen school	Paraaf begeleider	Datum oefenen praktijk –	Datum oefenen praktijk +/–	Datum oefenen praktijk +	Paraaf begeleider
1 Maagsonde verzorgen en sondevoeding toedienen.						
2 Maagsonde inbrengen.*						
3 Maagspoeling uitvoeren.						
4 Een blaaskatheter verzorgen en blaasspoelen.						
5 Een suprapubische katheter verzorgen en blaasspoelen.						
6 Een blaaskatheter inbrengen.*						
7 Een stoma verzorgen.						
8 Een darmspoeling uitvoeren.						
9 Een stoma irrigeren.						
10 Medicijnen toedienen.						
11 Medicijnen vaginaal toedienen en vaginaal irrigeren.						
12 Medicijnen toedienen via de luchtwegen.						
13 Zuurstof toedienen.						
14 Een subcutane injectie toedienen.*						
15 Een intramusculaire injectie toedienen; oplossingen en verdunningen maken.*						
16 Medicijnen per injectie intraveneus toedienen.*						
17 Medicijnen toedienen via een infuussysteem/toedieningssysteem.*						
18 Een perifeer infuus inbrengen.*						
19 Vloeistoffen toedienen via een perifeer infuus.						
20 Vloeistoffen toedienen via een centraal infuus.						
21 Een infuuspomp en een spuitpomp bedienen.*						

Verpleegtechnische handelingen	Datum oefenen school	Paraaf bege-leider	Datum oefenen praktijk –	Datum oefenen praktijk +/–	Datum oefenen praktijk +	Paraaf bege-leider
22 Een transfusie uitvoeren.						
23 Rode wonden en smetten verzorgen.						
24 Gele wonden verzorgen.						
25 Zwarte wonden verzorgen.						
26 Zwachteltechnieken toepassen.						
27 Wonden met hechtingen verzorgen en hechtingen verwijderen.						
28 Wonden met tampons verzorgen en tampons verwijderen.						
29 Wonddrains verzorgen en wonddrains verwijderen.						
30 Warmte- en koudebehandeling.						
31 Een tracheastoma en tracheacanule verzorgen.						
32 Mond- en keelholte uitzuigen.						
33 Een venapunctie uitvoeren.*						
34 Een hielprik uitvoeren.*						
35 Steriel(e) en niet-steriel(e) monsters/materiaal verzamelen.						
36 Assisteren bij chirurgische behandelingen.						
37 Assisteren bij intern/neurologisch onderzoek.						
38 Assisteren bij diverse therapieën.						
39 Verlenen van eerste hulp.						

GPSR Compliance
The European Union's (EU) General Product Safety Regulation (GPSR) is a set of rules that requires consumer products to be safe and our obligations to ensure this.

If you have any concerns about our products, you can contact us on

ProductSafety@springernature.com

In case Publisher is established outside the EU, the EU authorized representative is:

Springer Nature Customer Service Center GmbH
Europaplatz 3
69115 Heidelberg, Germany

www.ingramcontent.com/pod-product-compliance
Ingram Content Group UK Ltd.
Pitfield, Milton Keynes, MK11 3LW, UK
UKHW051524180426
11947UKWH00018B/1561